精神障碍婚育保健指南

主　编：赵贵芳
副主编：王善松　刘兰芬
编　委：王爱青　王善松　王爱贞
刘兰芬　张卫华　赵贵芳

北京大学医学出版社

JINGSHEN ZHANGAI HUNYU BAOJIAN ZHINAN

图书在版编目（CIP）数据

精神障碍婚育保健指南/赵贵芳编. ——北京：北京大学医学出版社，2006. 5（2007. 4 重印）
ISBN 978-7-81116-028-4

I.精… II.赵… III.①精神障碍－病人－性知识②精神障碍－病人－优生优育－基本知识
IV. R167 ② R169.1

中国版本图书馆 CIP 数据核字（2006）第 052374 号

精神障碍婚育保健指南

主　　编：赵贵芳
出版发行：北京大学医学出版社（电话：010-82802230）
地　　址：(100083) 北京市海淀区学院路 38 号　北京大学医学部院内
网　　址：http://www.pumpress.com.cn
E-mail：booksale@bjmu.edu.cn
印　　刷：莱芜市圣龙印务有限责任公司
经　　销：新华书店
责任编辑：冯智勇　　责任校对：王怀玲　　责任印制：张京生
开　　本：850mm × 1168mm　1/32　印张：8.125　字数：195 千字
版　　次：2006 年 7 月第 1 版　2007 年 4 月第 2 次印刷　印数：5001－8000 册
书　　号：ISBN 978-7-81116-028-4
定　　价：15.00 元

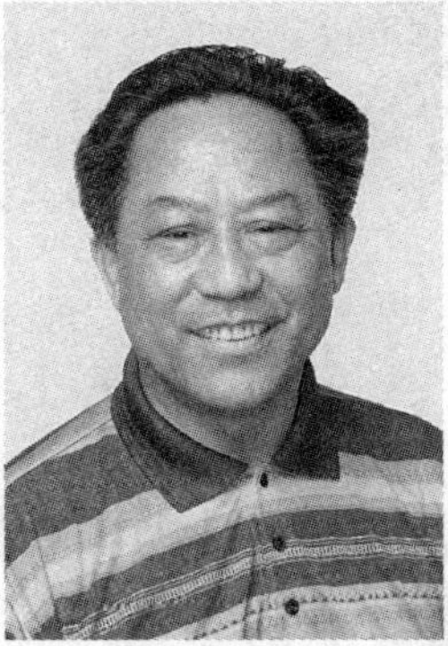

主编简介

赵贵芳，男，1940 年 1 月生，山东长清人。1964 年山东医学院（现山东大学医学院）毕业。山东省精神卫生中心主任医师，山东大学医学院教授、硕士生导师，《中华精神科杂志》编委，《山东精神医学》编委，《中华实用医药杂志》常务编委，中华精神科学会妇女精神卫生学组委员，中华医学遗传学会精神病遗传协作组副组长，山东省母婴保健医学技术鉴定委员会委员。原山东省卫生系统高级职称评审委员。

从事精神病学与精神卫生学临床、教学、科研40余年，有较高的专业理论和技术水平，积累了丰富的临床经验。对精神病群体遗传学、精神药理学、社区精神病康复有深入研究。对精神病婚育保健研究造诣较深。先后主持全国协作、省、厅课题 8 项，指导 6 项，获省科技进步二等奖 1 项，三等奖 5 项，省医药卫生科技进步二等奖 1 项，三等奖 4 项，省计划生育科技进步三等奖1项及全国性学术奖等20余项。主编或参编《精神病比较优生学》、《危重病手册》、《内科危重病诊治》、《实用妇产科学》等著作。发表论文90余篇，撰写科普文章40余篇。获"山东省科技创新人才"荣誉称号。

前　言

精神障碍患者是一个特殊群体，其婚育问题十分复杂和特殊。《中华人民共和国母婴保健法》中对发病期内的精神障碍患者的婚姻问题，只作了“暂缓结婚”的规定。但是，在具体执法过程中，有着许多具体社会性问题及技术性问题。随着整个社会的发展和科学技术的进步，优生优育已日益受到人们和社会的普遍重视。

精神障碍患者的优孕、优生、优育问题是一个十分现实的问题，也是广大医务工作者、计划生育工作者、妇幼保健工作者及精神障碍患者和家属十分关注的问题之一。对于那些有精神障碍而已经婚育和即将婚育的人们，采取什么样的措施才能使其后代健康及患病风险降低至最低限度？为此，我们曾出版了《精神病比较优生学》一书。该书问世后受到了全国（含香港、台湾）精神科、计划生育学科、妇幼保健学科同仁们的支持与认可，更受到了广大精神病患者及家属的厚爱。多次作为教材举办了国家级及省级精神科、计划生育学科、妇幼保健学科继续医学教育学习班。

精神卫生问题作为重要公共卫生问题和较为突出的社会问题已经成为我国和国际社会的共识。中国精神卫生工作规划（2002 ~ 2010 年）目标二：开展重点人群心理行为问题干预，遏止精神障碍患病率上升趋势。其中“指标3：开展孕产期妇女心理保健，提高孕产期妇女心理健康水平”。强调要加强对妇女有心理行为问题和精神障碍研究，积极制定对策，进行综合干预，特别是要做好孕产期妇女的心理保健和孕产妇常见心理行为问题的识别及处理工作，减少产妇产后不良心理反应发生率。鉴于此，精神障碍患者婚育保健应是重点人群中特殊群体的重点问题，故我们萌生了写此书的动意。

随着精神医学的发展及人们思想意识水平的提高，广大读者希望有一本以精神障碍婚育保健为主要内容的专著。

综上敦促与鼓励下，荟萃国内外文献及我们的研究，完成了本书。

科学是在不断发展的，精神医学亦如此。本书中有的内容尚未定论，有的内容随着研究的深入可能会有变化，加之我们水平有限，还望读者在阅读和应用中斧正赐教。

我们衷心希望精神卫生事业兴旺发达，衷心祝愿每个有精神障碍患者的家庭幸福和谐。我们将用整个身心、全部的爱，奉献给精神卫生事业！

赵贵芳

2006年春于济南

目　录

第一章　概　论

我国精神卫生工作既包括防治各类精神障碍，也包括减少和预防各类不良心理及行为问题的发生。做好精神卫生工作，关系到广大人民群众身心健康和社会稳定，是构建和谐社会不可忽视的重要方面，对保障社会经济发展具有重要意义。精神卫生问题作为重要公共问题和较为突出的社会问题已经成为我国和国际社会的共识。

精神障碍患者的婚育问题，是精神卫生问题的重要方面之一。由卫生部、民政部、公安部和中国残疾人联合会共同制定的《中国精神卫生工作规划（2002～2010年）》，在“加强重点人群心理行为问题干预，减少精神障碍发生”中要求：“要加强对妇女特有心理行为问题和精神障碍研究，积极制定对策，进行综合干预、特别是要做好孕产期妇女的心理保健和孕产妇常见心理行为问题的识别及处理工作，减少产妇产后不良心理反应发生率。”精神障碍患者的婚育保健是上述工作的重要组成部分之一，是实现人人享有精神卫生保健的重要环节，同时也是全民族健康素质不断提高的必需。

第一节　精神障碍的概念

精神障碍是指由生物、心理和社会因素引起，导致大脑功能紊乱，表现以认知、情感和意志、行为等精神活动异常为主要临床表现的疾病。精神障碍是广义的，泛指与精神活动异常有关的疾病；而通常说的精神病单指重性精神障碍，如精神分裂症、情感性精神障碍及其他重型精神障碍。

精神障碍的病因错综复杂，常见重性精神障碍的病因至今尚未明了。目前公认遗传因素、素质因素、生物学因素、心理社会因素与精神障碍发病有关，是发病的致病因素。一般来说，当外界因素与内在因素相互作用时，才较易发生精神障碍。

精神障碍根据《中国精神障碍分类与诊断标准》第三版（CCMD-3）简要分为如下10大类：

1．器质性精神障碍；

2．精神活性物质或非成瘾物质所致精神障碍；

3．精神分裂症（分裂症）和其他精神病性障碍；

4．心境障碍（情感性精神障碍）；

5．癔症、应激相关障碍、神经症；

6．心理因素相关生理障碍；

7．人格障碍、习惯与冲动控制障碍，性心理障碍；

8．精神发育迟滞与童年和少年期心理发育障碍；

9．童年和少年期的多动障碍、品行障碍、情绪障碍；

10．其他精神障碍和心理卫生情况。

第二节 精神障碍的诊断

精神障碍的诊断目前主要是依靠病史和精神检查。

一、病史与采集

因为大部分精神障碍患者不承认自己患有精神病，不能主动提供病史，所以，精神障碍的病史多由患者家属、亲友及同事等提供。因此，病史采集应尽量客观、全面和准确。病史的资料主要包括发病诱因，发病过程、既往疾病史、其母孕和分娩情况、出生后的生长发育史、个性特点、人际关系、学习或/和工作表现，以及家族精神障碍史等。

二、精神状况检查

主要通过交谈和观察来了解患者的当前精神状态。但是患者常带着各种各样复杂心情接受我们检查的，尤其在婚前医学检查中，首要任务就是让被检查者先放松下来。

精神状况检查的内容包括：外表与行为、言谈与思维、情绪状态、感知、认知功能及自知力等。否认自己有精神障碍（无自知力），是诊断重型精神障碍的重要指标之一。

三、辅助检查

主要用来诊断与鉴别诊断及评估精神障碍的严重程度。

1．实验室检查对躯体疾病所致的精神障碍、精神活性物质所致的精神障碍及中毒、感染所致的精神障碍，可以提供确诊的依据。

2．神经影像学检查：脑CT、MRI、SPECT和PET等，主要来排除脑器质性疾病所致的精神障碍和有助于我们进一步理解精神障碍的神经生理学基础。脑电图（EEG）有助于癫痫的诊断。

3．神经心理学评估：用来进行智能检查、人格评估及心理状态的测评等。

4．症状评定量表：用来评价症状的特点和严重程度。

四、诊断原则

依据病史、精神状况检查的结果，结合辅助检查，进行综合分析，从横向（即精神科现状检查与精神活动的动态观察）及纵向（即要结合患者的年龄、性别、职业、生活环境、既往人格特点、疾病史、家族史以及起病形式、病程特点等）两个角度思考，按照诊断标准作出具体的精神障碍诊断。个别病例一时间不能确定诊断者，需进一步核实、检查，甚至随诊，再明确诊断。

第三节 常见精神障碍症状

当前，在精神障碍的诊断、鉴别诊断多数尚缺乏特定生物学指征和实验室等辅助诊断的情况下，精神障碍症状学就成了临床诊治、观察疗效、估计预后、制订康复措施的主要根据。同样也是家庭或集体环境中，观察了解患者的依据。由于精神医学知识普及不够，多数人不能较正确地观察、认识、描述患者的精神障碍症状，因而或贻误治疗，或出现意外。为此，正确认识精神障碍症状学甚为重要。

精神障碍的症状就是患者精神活动的异常。不同精神障碍，精神活动的异常表现不同（个性），而同一精神活动的异常表现，可出现在不同精神障碍当中（共性)。若干精神活动的异常表现，有机地组合成了一个精神障碍的临床精神障碍症状群，这就是我们诊断的依据。然而，对精神障碍症状的认识，一方面与我们正常人认识水平有关；另一方面还与患者背景如性格、既往行为表现、当时的处境等有关，还与出现的频度、持续时间、严重程度等有关。

当然，判断精神活动的正常与否，有章可循，有据可依。人的精神现象是健康人脑对客观现实能动的反映，人脑是精神活动的物质基础，表现形式是主观的，内容实质是客观的。人的正常精神活动是协调统一的，是连续的，相互不可分割的，为了方便描述起见，普通心理学传统地把精神(心理)活动分成感觉、知觉、情感、思维、意志、行为等心理过程。病理心理学循此展开认识异常精神活动，就是精神障碍的症状学。

一、感觉、知觉及其障碍

（一）感觉的概念

感觉是人们借助听、视、触、嗅、味等感官，认识具体事物的第一步；是大脑对直接作用于感觉器官客观刺激的最简单感受；是事物个别属性的反映，如形状、颜色、声响、气味、大小等。

（二）知觉的概念

知觉是较感觉为复杂的感受，在感觉基础上进一步发展，对各种不同的属性，经过大脑的整合，对整体产生的印象。

（三）感觉障碍

当人对客观刺激表现过度反应，一般性刺激就表现难以忍受，如怕光、怕声音等，称谓感觉过敏。多见于神经衰弱、癔症、焦虑症、更年期精神障碍等。

若人对客观刺激表现感受性减退，一般人认为难以忍受的刺激，却表现反应差或无反应，称谓感受减退或消失。如对痛、温、触感受差等。常见于癔症、意识障碍、木僵、神经衰弱、抑郁症等。

对凉产生热感，轻轻一触则感麻木、疼痛，称谓感觉倒错。

有人常诉述身体内部感到一种难以描述、部位不定的不适感，并伴有不同程度的焦虑表现，称谓内感性不适。抑郁症、神经官能症多见。

（四）知觉障碍

1．错觉　人对具体客观事物的感受错误，称谓错觉。正常人也可产生，如在光线暗淡环境下，紧张恐惧、劳累、期待等心理状态下出现。但多是偶然，且经重复验证而自行纠正。意识不清时可出现错觉，常伴有恐怖表情及逃避行为。若将一木棍误认做一人，将一根绳误看成一条蛇等诸如此类，叫视错觉，此为多见。若将无关的非语言性声音，误听成语言且与己有关，叫听错觉。把腹主动脉的跳动误感成胎动等，属本体错觉。室内墙皮的不规则剥脱，房顶梁头上的斑点，看成动物、人头、鬼怪等画面，属幻想性错觉。

2．幻觉　人对实际没有现实事物的存在，硬说是存在某种刺激物，除他本人之外其他人都不能证实的一种虚幻的知觉，叫做幻觉。若实际不存在声音，他非说听到了一种声音，叫听幻觉。内容有积极的（好言语）如：夸奖、奉承、鼓励等，但较少；更多的是消极语言如：谩骂、指责、命令等内容，绝大部分精神障碍患者存在，如精神分裂症、反应性精神障碍、抑郁症等。若实际不存在客观事物，而他非说看见了，叫视幻觉，内容可有人物、动物、图形等。出现于皮肤、粘膜的虚幻知觉，叫触幻觉，如嗅到实际没有的药味、臭味、霉变味、焦煳味等令人讨厌的气味，偶尔也闻到令人愉快的芳香气味。出现于味觉的虚幻知觉叫味幻觉，如说尝到苦、涩、臭等味。若上述幻觉同时存在两种或两种以上，叫复合性幻觉。若幻觉出现在客观空间，即人体以外，通过相应的感官感知，内容十分清晰的音、语、像，都谓真性幻觉。若幻觉在人体内出现(脑或躯体内)，不经相应感官感知，内容亦不清晰的音、语、像，谓假性幻觉。存在两个或两个以上声音争论或议论的听幻觉，谓争论性听幻觉。若内容是评头论足的听幻觉，谓评论性听幻觉。若内容以命令口吻指东道西，患者付诸行动的绝对服从的听幻觉，谓命令性听幻觉。躺在床上如坐轿感，叫运动性幻觉。沉默不语但感唇舌在动，称言语运动性幻觉。

患者告诉，一想事马上脑子里就出现和想的事一样的一个声音，如想洗手，脑子里就出现“洗手”的声音，谓思维鸣响或思维化声。如果上述想洗手想法在前，脑子里出现“洗手”声音紧接之后，叫思维回响。如果想洗手，“洗手”声音不是在脑子里，而是在周围空间出现，叫读心症。

患者在听到钟表嘀答声或自来水流水声、喇叭的鸣叫声、刮风声、汽车火车的开动声、走路脚步声等的同时，还伴随听到一个说话声音(实际不存在)，内容单调重复简短，称谓机能性幻觉。有的患者在真听到走路声的同时，出现一幻象的现象叫反射性幻觉或条件性幻觉。若能听到百里之遥幻语，看到视野之外的幻象，谓之域外幻觉。

3．感知综合障碍　患者在意识清晰下，对外界事物或自身的形态、颜色、大小、空间、距离、时间等体验产生错误，这就是感知综合障碍。可分为视物变形症、空间知觉障碍、周围感知障碍、自身感知综合障碍四部分。如一患者述母亲眼斜嘴歪了谓视物变形症。患者看家人都变成小人国人一样矮(视物显小症)，或述看见人们高大无比，自己不敢接近(视物显大症)。本来距自己很近的东西，倒觉得离自己很远等空间知觉障碍。一患者述自己头顶中央长了一双角（实际没有)；有的患者述自己颧骨突起数公分，奇丑无比；还有的认为自己变黄了等，为此揽镜自赏属自身变形症。还有的患者叙述对客观事物的感知如隔一层薄雾，不真实，不清晰，称之非真实感或称现实解体。

二、注意及其障碍

（一）注意的概念

人在某一时间内，精神活动选择性地集中指向于一定对象的心理过程，称谓注意。注意是人精神活动更为有效的保证。有既定目的注意为主动注意。受外界刺激影响引起的定向反射，为被动注意。

注意有四大特征：①注意的广度；②注意的稳定性；③注意的紧张性；④注意的分配与转移。

（二）注意障碍

1．注意程度障碍　患者对某一事物过分关注，蛛丝马迹也不放过，盘根问底，如对配偶与异性来往的洞察、对自身各种感觉的过分关注等，属主动注意增强，称谓病理性注意增强。若较强的外界刺激才能引起注意，表现唤起和集中困难，称谓注意减退。

2．注意稳定性障碍　长时间集中指向一个目标，为注意固定。很难集中指向一个目标，进行有效的注意，为注意涣散。

不断改变注意目标，为注意转移。

3．注意集中性障碍　很难较快地集中指向一个目标或很难较快地从一个目标集中指向另一个目标，为注意缓慢。注意的广度及范围变小，仅对某目标有选择地注意，为注意狭窄。

三、记忆及其障碍

（一）记忆的概念

记忆是过去贮存于脑内的信息、经验的再现过程。这个过程包括识记、保存、认知、回记四部分，与注意关系密切。记忆按时计，分为瞬时记忆（以秒、分计）、短时记忆（以小时、日计）、长时记忆（以日、月、年计）。

（二）记忆障碍

1．记忆量的障碍　在患者正常时从没叙述过或早已忘却，时隔长久的事物或体验，患病后重新再现，俗称陈谷子烂芝麻、细枝末节，颇为详尽地记起，称谓病理性记忆增强。有的患者则对既往记忆全过程记不清或不详尽，谓记忆减退。若对某些事件在记忆中脱失，就叫遗忘。根据程度、性质、顺序又有：心因性遗忘、顺行性遗忘、逆行性遗忘、双向性遗忘、进行性遗忘、全面性遗忘等。

2．记忆质的障碍　患者对既往经历的事件，其发生、地点、情节、时间等回忆错误，叫记忆错误(错构)。为了填补遗忘的空缺，患者虚构了一些根本没经历或没发生的事件，称做虚构症。虚构是记忆错误的特殊形式。患者在意识障碍背景上，突然发生认错人，对陌生地点或人，感到早已熟悉，这是似曾相识症的表现。如果对很熟悉的环境、事物、人突然感到新鲜，犹如初识一般，这是旧事如新症。歪曲的记忆叫潜隐记忆，其表现之一是把别人的回忆当成自己的经历；之二是把自己的回忆当成是听到的、别人的经历。

四、思维及其障碍

（一）思维的概念

人脑对客观事物间接和概括反映的整个心理功能过程就是思维，是认识活动的最高形式。通过语言、文字在感知基础上，进行分析、比较、综合、抽象、概括等形成概念，然后进行判断和推理。

思维特点：①思维具体性；②思维目的性；③思维实际性；④思维实践性；⑤思维逻辑性。

（二）思维障碍

1．联想障碍　患者脑中由此及彼概念的心理活动过程出现障碍，称为思维联想障碍。可表现在联想速度、数量、结构和自主性等方面。

（1）思维速度和数量方面的障碍：患者说话滔滔不绝，口若悬河，速快音高，见什么说什么，语词成套，夸大而接近现实，叫人既信又疑，有时有音联意联，称谓思维奔逸或意念飘忽。患者与上述相反，表现说话量少速慢音低，应答迟钝，内容消极，谓思维缓慢。患者意识虽然清醒，但正说着话突然中断而停，片刻再重开新题而谈，称思维阻塞（思维中断）。患者说话在一个观念反复叙述纠缠不休为思维粘滞。患者说话很少，不主动谈吐，内容单调、空洞，观念贫乏，自感脑中空虚，谓思维贫乏。

（2）逻辑、结构方面的障碍：患者意识清晰，讲话虽每句形式尚完整，但句与句之间含意互不相关，或语不成句，语词堆积，内容令人费解，视其严重程度可分别称为思维松散（内容结构散漫无序）、思维破裂（内容结构十分明显地缺乏连贯性和逻辑性）；在严重意识障碍下出现，则称为思维不连贯。患者将具体的概念，给以抽象的解释，不经患者自己说明，其他人无法理解，如患者反穿衣服这一具体概念，自己解释为“表里如一，心地坦白”，叫病理性象征性思维。患者写的字用的语词概念、画的画等，正常人不能理解，只有患者自已解释其含意，如“娚”＝好，意为男女平等，此为语词新作。患者意识虽然清晰，但独自苦思冥想，或自语自笑，或垂头不语，此为内向性思维的表现。

（3）自主性方面的障碍：患者意识清晰，但思潮不受自己的控制，突然涌现出大量毫无现实意义、杂乱无序、患者自己也厌恶的意念，并有外力强加之感，叫强制性思维。如果明知不对和不必想它，但又无法摆脱的想法，反复出现，内容重复，叫强迫观念。患者随别人说话跟着模仿，叫模仿语言。患者对任何询问，始终不答不语，叫缄默症。

2．思维内容障碍　患者没有事实根据，与背景不符，坚信不移，不能说服的信念称为妄想，即思维内容障碍的表现形式，这种病态信念表现多样。

患者把平时与自己无多大关系的日常生活现象，牵强附会、生拉硬凑地坚信与自己有关，认为是针对自己的，这叫关系妄想。如果患者坚持认为本人或亲属处处受到某人、某些人或一团伙的攻击、诬陷、迫害、监视、跟踪、欲置本人或亲属于死地或居心叵测，这是被害妄想。被害手段认为是在饮食中放了毒的称为被毒妄想。认为饮食中放致病物质的，叫致病妄想。患者认为自己受人跟踪、监视来迫害自己，叫跟踪妄想。被害手段是用电、射线、激光、机器等操纵自己或损害身体某部位器官者，谓(物理)影响妄想或被控制感。患者叙述自己内心想的没说出来，别人也知道，为内心被揭露、被洞悉感。如果想的事是通过广播或从脑中播散出去的，就叫思维被广播或思维播散。患者坚信自己脑子里，通过外力强行加入了不属本人的某些思想，这叫思维插入或塞入，而患者的思维活动突然停止，认为思维被人夺走了，称思维被夺。患者在自感受了不平、委屈、受害之事后，为了要求“平反昭雪”，严惩“肇事者”不畏艰辛，不怕挫折，弃家舍业，终日奔波于领导机关和公检法部门进行反复申诉，谓诉讼妄想。患者称自己被某人奸污，虚构过程情节虽然逼真，但推敲后荒诞而漏洞百出，不能自圆其说，或查无实据，患者坚信不移，叫被奸污妄想。

患者的配偶虽属实正派，但患者却坚信其不忠于自己而另有新欢，为此昼夜监视盯梢，盘查疑点，收集证据，其为嫉妒妄想。患者在爱情上表现一头热，所谓对方根本无意或根本不知情或根本不存在什么对方，而一味狂“恋”，虽屡遭冷落，但仍不气馁、孜孜求之，或坚信所谓对方在爱恋着自己，此为钟情妄想或被钟情妄想。

患者不现实地荒诞地坚信自己才智非凡，地位权势显赫，财富极多，发明很大，或自己是名人（门）后裔，此依次为夸大妄想、夸富妄想、发明妄想、名门后裔妄想或非血统妄想。

患者毫无根据地或微不足道的小事而确认自己犯有重大错误或罪恶，甚至不可饶恕，为此拒食、节食、择残汤剩饭、食污物，甚至以自杀赎罪，此为自责自罪妄想。患者坚信自己身患“绝症”，如内脏腐烂，脑子变空，血液停滞，各种癌症等，虽经多方检查证实无恙，仍动摇不了患者“患绝症”的信念，此为疑病妄想。若坚信自己内脏、自身甚至世界、宇宙都不复存在了，为虚无妄想。本来家中一切如常，安全可靠，患者坚称被盗窃了，并常疑家人与之合谋，此为被窃妄想或损财妄想。由于上述被窃，患者凄惨地称家中一贫如洗，片瓦无存，食不饱肚，衣不抵寒，谓贫穷妄想。

在社会文化背景上，如文化水平低、宗教信仰、迷信色彩等，可有如下症状：患者意识清晰下，坚信自己精神活动受某动物支配或影响，其手段是进入了“灵魂”发生了质变，自己成了某动物，因而表现了紊乱性精神运动性兴奋状态，叫着魔妄想。如果患者坚信自己变成了某种动物，寄附于患者，虽两者共存但生性与某动物相同，叫变兽妄想。患者意识清晰，但自感有某些神佛祖光，已故者灵魂附着于自己，支配影响自己行动，叫附体妄想。

患者实际未婚，但坚持称已婚，且能指名道姓说出“配偶”，叫已婚妄想。患者经产科检查确实身无胎儿，但却坚信自己身已有孕，并表现出各种妊娠的反应及叙述躯体变化（如停经、腹部渐大、乳头色素加深、胎动等），叫妊娠妄想。患者不知羞耻地述说自己和某人发生了两性关系（涉及人多为亲人或周围异性），属色情妄想。

五、情感及其障碍

（一）情感的概念

人对客观事物的内心体验谓情感，其溢于外表为情绪，但情感、情绪在精神医学中常作为同义词。人们对客观事物所持的态度不同，因此产生的内心体验和情感反应也不同。

情感反应正常与否，要看三个方面：①情感反应强烈程度；②情感反应持续时间；③情感反应与所处环境是否相符。

（二）情感障碍

1. 表现在情感反应强烈程度方面的障碍　患者自感精力充沛，休息睡眠时间减少，自负夸大，自我评价过高，自我感觉良好，思路敏捷，联想丰富，兴趣广泛，乐于助人，忙碌而有始无终，对周围颇具感染力，喜近异性，易激惹，好争论，此为情感高涨。患者没有相应客观因素，却表现单调的欣喜、欢乐、幸福，但常伴有愚蠢、幼稚、诙谐、戏谑色彩和行为，谓病理性欣快。患者表现哭嚎吵骂，捶胸顿足，踢打撕咬，比比划划，边唱边舞，做作表演，陈述心因或“老牛大憋气”摔倒地等，此为情绪暴发。患者突发短暂而剧烈的情绪暴发，并伴以破坏性冲动行为，多有意识障碍，称为病理性激情。

患者郁郁寡欢，忧心忡忡，兴趣索然，紧缩双眉，愁苦满面，不思饮食，悲观厌世，意欲轻生，称情绪低落或心情抑郁。患者无任何心理因素而出现不满、委屈、伤感、愠怒、易激动，有的伴攻击行为，谓病理性心境恶劣。患者在强度不大的心理因素下，极易发生显著过度的情绪反应，且缠绵长久而不能平静，或伤感戚楚，或激动不宁，叫情感脆弱。

在没有相应诱因之下，患者呈现无目的、无对象的紧张害怕，惶惶不可终日，搓手顿足，极度焦苦，伴心悸、出汗、尿频等，似大祸临头，一种没有充分根据的恐惧，谓病理性焦虑恐惧。

2．表现在持续时间久暂方面的障碍　患者忽而声泪俱下，忽而破涕为笑的表现，谓情绪不稳。而哭笑无常、喜怒莫测伴古怪幼稚表情，称为情绪变化无常。患者轻微的不愉快，引出的暴烈的情绪反应激动、发怒和冲动叫易激惹。

3．表现在与所处环境不符方面的障碍　患者对家人、亲友和周围事物失去兴趣，说话声调平淡，面部缺乏表情，甚至对个人生活前途也漠不关心，伦理道德规范、社会责任感等均表现无所谓，对生活中发生的事件，缺乏相应的情感反应，称情感淡漠。若患者遇悲而无哀，遇乐而不喜，遇愁而无忧，遇冷而无怒，遇害而无气，情绪、情感与现实不协调，与内心体验不协调，谓之情感不协调。若遇悲反乐，遇怒反喜，遇喜反哀等内心体验与现实含意背道而驰，称情感倒错。患者什么情感体验也没有，缺乏情绪反应和相应表现，整日傻笑，表现为情感活动极度缺损或丧失，称情感衰败。在意识障碍或智力缺损时，患者的情绪和情感体验的产生迟缓，强度减弱，甚至毫无反应，称为情感迟钝。

六、意志及其障碍

（一）意志的概念

人们在生活和社会实践中，为达到预定目的，所采取的自觉活动，称为意志。这个心理过程是在认识、情感和意志的紧密联系中进行的。人们有目的的活动及其选择、决定和执行，都取决于意志，而认识为意志确定目的，情感促其行动。

意志活动有指向性、目的性、坚强性和果断性等特点。上述特点的异常，表现了各种不同的意志障碍。

（二）意志障碍

患者出于病态的动机，如在被害妄想支配下，四处反复诉讼；在夸大妄想下，昼夜不倦地搞无效“发明”、“创造”活动；在嫉妒妄想支配下，逼伴侣供出“相好”的异性；为追求想像中的意中人（恋人），宁可经受任何挫折、甘苦等等，表现出顽强的意志活动，称作意志增强。

患者心情低下，生活的动力不足，对任何事物没有兴趣，对工作、学习缺乏主动性和进取心，生活懒散，或意愿活动明显减少，孤僻疏赖，少与人交往，不整仪表，终日无所事事，称作意志减弱。若对生活毫无要求、整日呆坐或卧床，情感淡漠，称为意志缺乏。患者在病中吃大便、喝小便，意为节约粮食；无端地将阴茎割去，称为“这样六根都净”，属意向倒错。患者做事欲做又停，走路欲进又退，说话欲言又罢等表现，为矛盾意向。

七、动作、行为及其障碍

（一）动作、行为的概念

简单的随意和不随意运动称为动作，为达到一定目的而进行的复杂随意运动称为行为。一定的行为反映一定的指导思想、动机和目的。

（二）动作、行为障碍

患者由于认识、情感和意志等活动的障碍，常导致动作和行为的异常。

患者整个精神活动增强，突出又表现动作和言语增多，称精神运动性兴奋。若患者言语动作的增多与其思维、情绪亢进相一致，又与环境相协调，即知、情、意三个过程基本同步，协调地兴奋，称为协调性精神运动性兴奋。这种协调兴奋出现在躁狂症中，称为躁狂性精神运动性兴奋。若出现在焦虑症中，称焦虑性精神运动性兴奋。患者活动虽多，但单调杂乱，无目的性及指向性，与心理活动也不协调同步地兴奋，精神活动脱离现实，称为不协调性精神运动性兴奋或称紊乱性精神运动性兴奋。精神分裂症青春型的精神运动性兴奋，称青春型精神运动性兴奋。精神分裂症紧张型中的精神运动性兴奋，称紧张型精神运动性兴奋。

患者言语、动作普遍减少和迟缓，显示了整个精神活动的降低，称为精神运动性抑制。若意识清晰，言语、行动完全消失，对内外界刺激均不产生反应，称为木僵。患者表现僵卧于床，推之不动，呼之不语，针刺无反应，口内积存大量唾液，不食不喝，大小便不解，面部缺乏表情，但眼球转动灵活，称为紧张性木僵，属效应性木僵范畴。若存有一定认识能力，缓解后可追忆当时病中情节和体验，称警觉性与效应性木僵。若没有认识能力，缓解后不能回忆病中情节和体验，称为感受性与效应性木僵，但程度轻，可有点头示意的动作，肌张力增高不明显，僵住、执拗，两便失禁基本不出现。患者在木僵基础上，躯体各部分可任人摆布，成极不舒适的姿势保持较长时间似蜡塑一样不改动，称为蜡样屈曲。患者呈沉默不语，不回答提问，称缄默症。患者对别人要他执行动作不予理睬，强迫完成仍坚持原状，称抗拒违拗症（被动违拗），若表现叫他向东他向西者，为主动违拗。患者持久重复某一单调动作或无意义的词句，称刻板言动。患者重复别人的动作或言语，跟着别人学，称模仿言动。

患者突如其来的伤人、毁物行为，称冲动行为。

八、智能及其障碍

（一）智能的概念

其为智慧与能力的合称，是复杂的综合精神活动的功能，包括感知、记忆、抽象概括、学习知识、积累经验和解决问题的能力。

智能检查包括记忆力、计算力、理解力、判断力、专业知识及日常生活常识。

智力分级	智力等级
极超常	130分以上
超 常	120 ~ 129
高于平常	110 ~ 119
平 常	90 ~ 109
低于平常	80 ~ 89
近似缺陷	70 ~ 79

（二）智能障碍

1. 智力低下　智力低下也称为智力迟滞，是指在发育时期内，一般智力功能明显低于同龄水平，同时伴有适应性行为的缺陷（美国智力低下协会，AAMD，1973）。1985年世界卫生组织（WHO）说明：“智力低下这个术语包括两个基本组成部分，第一，智力功能显著低于一般水平；第二，对社会环境日常要求的适应能力有明显的损害。”

诊断标准：①智力明显低于平均水平，即智商（IQ）低于人群均值2个标准差。一般的说，IQ在70（或75）以下；②适应行为缺陷主要指个人生活和履行社会职责有明显的缺陷。③表现在发育年龄，一般指18岁以下。

分级：①轻度：IQ 50～69，语言发育延迟，尚掌握大部分日常生活及会话用语，个人生活能自理，掌握一定实用性劳动本领，一般学校学习困难，读小学通不过。②中度：IQ 35 ～ 49，语言的理解和使用受限，简单会话，从事简单劳动，但较复杂的劳动及指令均不能进行，不能适应一般学校学习，生活自理差，需一定监护。③重度：IQ 20～34，语言理解力极差，不会说话，口齿不清，不能接受学习，自护力差，需监护。④极重度：IQ低于20，不会说话，无自理力，完全需监护，无自护能力。

2．痴呆　①真性痴呆：胎儿期或出生时，由于颅脑受到广泛损害致智能缺陷，为先天性痴呆；幼年成年各种有害因素，使大脑受到广泛损害致智能缺陷，为后天性痴呆。②假性痴呆：强烈精神创伤后产生类似痴呆，表现为假性，常为可逆，多伴有较轻意识障碍。患者可给人以故意做作的印象或表现娇柔幼稚如儿童状态，称为甘瑟综合征或童样痴呆。

九、意识及其障碍

（一）意识的概念

精神医学的意识概念表示人对环境和自身的识别能力及清晰程度。意识状态划分为环境意识（周围意识）和自我意识。

（二）意识障碍

判断意识障碍不能凭某一个心理现象，而应观察和判断整个心理活动，看他能否正确地识别时间、地点和人物，能否对环境刺激作出相应的反应，定向力良好与否，以及注意和记忆状态如何，都是判定意识障碍的重要方面。

患者主动注意力较难持久地集中，对周围环境中较轻微的刺激难引起注意，感知事物如隔一层轻纱，有非真实的体验，思维开展迟缓，表现轻度茫然状，运动与交往减少，意识恢复后回忆不全，此表现称云翳状态。若清晰度降低较前明显，患者精神活动难以自觉展开，犹有睡意不尽状，对人物、地点定向可存，方位和时间定向谬误，茫然少动，回答迟钝而错，意识恢复后回忆片断、模糊，称嗜睡状态。若患者对时间、方位、地点感均明显受损，尚存有自我定向，迟钝突出，面乏表情，多卧少动，与外界无主动交往，理解困难，语少回答，含糊或错答、不答，称为意识模糊或混浊状态。若意识障碍继续加深，明显定向障碍，思维不连贯，口中呓语，骚动不宁，伴有丰富的错觉和幻觉，表现紧张恐惧，伤人或自伤行为，称意识谵妄状态。患者周围意识、自我意识均消失，主被动注意丧失，思维及语言功能活动消失，无表情，痛觉与角膜反射迟钝，对光反应、吞咽反射尚好，病理反射出现，两便失禁，此为昏睡状态。患者意识完全丧失，注意、记忆、认识、思维及言语机能等精神活动完全停顿，痛觉消失，各种反射减退或消失，病理反射出现，此为昏迷。

患者意识范围改变，表现为夜睡后突然起床，在未醒转状态下，进行了一系列无目的、无意义的复杂动作或行为，持续数分至数十分钟之后，复又入睡，翌晨问询矢口否认，此发作称梦游症或梦行症。上述表现发生在白天，原本很好的，病情突然发作，无目的、不自觉地表现出一系列复杂动作或行为，历经数十分钟或数日，个别有报道数年者，此为神游症。

十、睡眠及其障碍

（一）睡眠的概念

睡眠是生命活动所必需的生理过程，睡眠有两个时相：正相(非眼快动睡眠)即无梦相，约 1 小时左右；负相或异相(眼快动睡眠)即梦相，约0.5小时左右。两相为一个睡眠周期，约2小时左右，交替出现，每晚 4 ～ 6 个周期。

（二）睡眠障碍

患者无不良环境因素干扰，而明显地少于一贯的睡眠时数，称失眠。失眠表现有入睡困难、睡眠浅而多梦、易醒及早醒等。若一夜熟睡而诉通宵未眠者，称无睡眠感或睡眠缺失感。若睡眠时数明显超出其一贯所需或不应睡眠的时间或环境而入睡，称睡眠过多。睡眠中突然惊叫、恐惧、哭喊、骚闹、意识朦胧，做一些简单刻板活动，片刻上床入睡，醒后无记忆，多见于儿童，称夜惊。睡眠中突然从噩梦中惊醒，余悸尚存，呼吸急促，胸前重压感，称梦魇。梦中说梦话，叫梦呓。

十一、饮食障碍

一切不正常的饮食及与正常习惯有异的饮食，均属饮食障碍。患者受到幻觉支配，受被害妄想影响，抑郁或木僵不食，或兴奋影响、意识障碍等各种原因，拒绝进食，称为拒食。患者在精神因素下，食欲减退或丧失，为厌食。患者进食量及频数缺乏节制，为之贪食。患者一次超极量进食，为暴食。患者摄取常人不能吃之物，如泥土、灰渣、砖沫(块)等为癖，称为异食症。

十二、性功能障碍

引起性功能障碍的原因很多，本节主要指精神性性功能障碍，此为多见。由精神因素所致。若性交要求明显超过正常范围(随年龄、性别差异而定)，称性欲亢进。性交要求明显低于正常水平，为性欲减退。若进一步发展对性交厌恶、不适、疼痛、不快等，称为性感缺失或性感冷淡。男患者还有阳痿、早泄及遗精次数过多等。同性恋、露阴症、恋物症等，为性欲倒错的表现形式之一。

第四节 精神障碍药物治疗综述

精神障碍的治疗，目前大多以药物治疗为主，此类药物总称为精神药物，心理治疗为辅，电抽搐治疗也可采用。精神障碍药物治疗是指通过应用精神药物来改变病态行为、思维或心境的一种治疗手段。本节介绍与婚育有关的药物治疗。

一、药物治疗基本原则

1．从小剂量开始，逐渐加量，一般7～10天加至治疗量。治疗剂量因个体及药物品种不同而有区别。

2．单一用药为主，不主张多种药物联合。

3．目前治疗以化学药物为手段，药物疗效有一定限度，多数为70%～80%。

4．由于起效缓慢，一般需观察4～6周才能确定有无疗效，故不易频繁换药。

5．治愈后亦需较长时间甚至终生维持治疗，以防复发。

6．多数药物有不同表现、不同程度的不良反应，有的甚至较为严重，需对症处理。少数新型药物，不良反应相对少而轻。

二、常用精神药物

（一）抗精神病药物

主要用于治疗精神分裂症，也可用于治疗躁狂症和偏执性精神障碍。可分为传统抗精神病药（典型）与非传统抗精神病药（非典型）。常用药物见表1-1。

（二）抗抑郁药

主要用于治疗和预防各种抑郁障碍。适应范围还扩大到治疗焦虑症、强迫症、恐惧症和惊恐障碍等疾患。常用药物见表1-2。

（三）心境稳定剂

又称情感稳定剂或情绪稳定剂，既往曾谓抗躁狂药。因为此类药物除有抗躁狂作用外，对双相情感障碍尚有稳定病情和预防复发作用，故称心境稳定剂。常用心境稳定剂见表1-3。

（四）抗焦虑药物

应用范围较广泛，种类较多，主要用于减轻焦虑、紧张、恐惧、稳定情绪兼有镇静、催眠、抗惊厥作用。常用抗焦虑药物见表 1-4。

表 1-1 常用抗精神病药

类别	药名	剂量范围 (mg/d)	常见不良反应		
			镇静	EPS	植物神经
传统抗精神病药（典型）					
	氯丙嗪	200 ~ 800	+++	++	++
	甲硫达嗪(硫利达嗪)	25 ~ 600	+++	+	+++
	奋乃静	8 ~ 60	++	++	+
	氟奋乃静	2 ~ 40	+	+++	+
	三氟拉嗪	10 ~ 60	+	+++	+
	泰尔登	50 ~ 400	+++	++	++
	氟哌啶醇	4 ~ 40	+	+++	+
	五氟利多	20 ~ 100mg/w	+	+++	+
	舒必利	200 ~ 1000	+	+	++
非传统抗精神病药（非典型）					
	氯氮平	100 ~ 450	++++	±	+++
	利培酮（维思通、卓夫等）	2 ~ 12	+	+	+/++
	奥氮平（再普乐、悉敏等）	5 ~ 20	++	+	++
	奎硫平(启维、舒思、思瑞康)	150 ~ 750	++	+	++
	阿立哌唑（博思清、奥派）	20 ~ 30	+	+	+++
	齐哌西酮(力复君安)	40 ~ 160	+++	+	++

表 1-2 常用抗抑郁药

类别	药名	剂量范围（mg/d）	常见不良反应
单胺氧化酶抑制药（MAOI）			
	吗氯贝胺	100 ~ 600	头痛、头晕、恶心、口干、便秘、失眠、1% 低血压
三环类（TCA）			
	丙咪嗪	150 ~ 250	心动过速、震颤、多汗、视物模糊、便秘、排尿困难、头脑不清醒、体位性低血压、EKG异常、镇静、EEG改变、头痛、体重增加、性功能障碍等常见不良反应；亦有较多不常见不良反应
	氯米帕明（氯丙咪嗪）	150 ~ 250	
		150 ~ 250	
	阿米替林	150 ~ 250	
	多塞平（多虑平）	100 ~ 225	
	马普替林		
选择性 5- 羟色胺再摄取抑制剂（SSRI）			
	氟西汀（百优解、开克等）	20 ~ 40	主要为胃肠道症状。失眠、性功能障碍等毒副作用小，使用比较安全
	帕罗西汀（乐友、赛乐特等）	20 ~ 30	
	舍曲林（左洛复）	50 ~ 100	
	氟伏沙明（兰释）	100 ~ 200	
	西酞普兰（喜普妙）	20 ~ 60	
其他递质机制的抗抑郁药			
	曲唑酮（美抒玉等）	50 ~ 600	嗜睡、乏力和视像存留，镇静、倦睡、疲乏、阴茎异常勃起、恶心、激越、性功能障碍、失眠等及体重增加
	万拉法新（怡诺思、博乐欣）	75 ~ 375	
	米氮平（瑞美隆）	15~45	
	噻萘普汀（达体朗）	37.5	

表 1-3　常用心境稳定剂

药名	剂量范围(mg/d)	常见不良反应
碳酸锂	750～1500	不良反应较多且较重，可见于神经系统、内分泌、心血管、皮肤、胃肠等方面反应，过量可致中毒
卡马西平	400～1600	过敏性皮疹、A-V传导阻滞、窦性心动过缓，肝功能异常，低钠血症，白细胞、血小板减少等，恶心、呕吐、口干、倦睡、头晕、头痛，视物模糊，复视、眼球震颤亦常见
丙戊酸盐	800～1800	常见胃肠刺激症状及镇静，共济失调，震颤等，转氨酶升高较多见，造血系统不良反应少见
托吡酯（妥泰）	200～400	感觉异常、头晕、嗜睡、焦虑、精神运动迟滞、肾结石、体重减少等
拉莫三嗪（利必通）	25～200	头痛、头昏、震颤、嗜睡、恶心及皮疹等，应重视Stevens-Johnson综合征及中毒性表皮坏死溶解等恶性皮疹

表 1-4　常用抗焦虑药

类别　药名	剂量范围(mg/d)	常见不良反应
苯二氮䓬类		
地西泮（安定）	5 ~ 15	该类不良反应较少，一般很好耐受。常见不良反应为嗜睡、过度镇静、智力活动受影响、记忆受损、运动协调性减低等。
氯硝西泮（氯硝安定）	2 ~ 8	
阿普唑仑（佳乐定）	0.8 ~ 2.4	
艾司唑仑（舒乐安定）	2 ~ 6	
劳拉西泮（罗拉）	1 ~ 6	
非苯二氮䓬类		
丁螺环酮（奇比特、一舒）	15 ~ 45	不良反应较少，可见口干、头晕、头痛、失眠、胃肠功能紊乱等。

第五节　精神障碍患者婚育保健的目的和意义

人人享有卫生保健和全民族健康素质的不断提高，是社会主义现代化建设的重要目标，是人民生活质量改善的重要标志，是社会主义精神文明建设和和谐社会的重要内容，是经济和社会可持续发展的重要保障。

为保障人人享有卫生保健和全民族健康素质的不断提高，从而实现上述各项目标，我国从“人之初”做起，于1995年6月1日正式颁布了《中华人民共和国母婴保健法》（简称《母婴保健法》），其中将“婚前保健”、“孕产期保健”各列为一章，作为保护母婴健康、提高出生人口素质的重要措施，要求医疗保健机构为公民提供婚前、孕产期保健服务。

在《母婴保健法》第二章第八条，婚前医学检查规定的三种疾病中之三即为“有关精神病”，而且在第九条中又作了“有关精神病在发病期内的……准备结婚的男女双方应当暂缓结婚”的规定。从而不但说明“有关精神病”在母婴保健中的重要性与必要性，更显示“有关精神病”在人人享有卫生保健和全民族健康素质的不断提高中的有限性和相对性。

精神卫生问题作为重要公共卫生问题和较为突出的社会问题，已经成为我国和国际社会的共识。2001年3月8日，江泽民主席在致世界卫生组织总干事布伦特博士的信中提出要“动员全社会，努力为精神障碍患者重返社会创造适宜的环境”。精神障碍患者的婚育保健既是精神卫生问题的重要方面，又是较为突出的社会问题之一，还是精神障碍患者重返社会的严重障碍之一。

虽然有关精神障碍的病种在法律中已作了规定，即精神分裂症和躁狂抑郁型精神障碍以及其他重型精神障碍。但是，具体实施细则尚未制订，“有关精神病”的婚育保健、母婴保健，也绝不仅是精神科保健服务的问题，而是涉及医学各科，特别与精神科、妇产科、小儿科和计划生育学科关系密切。换言之，对“有关精神病”患病公民提供婚前、孕产期保健服务，是医疗保健机构义不容辞的职责，是广大医务工作者、计划生育工作者的工作范围。对“有关精神病”患者母婴保健工作同样实行以保健为中心、保健和临床相结合，面向群体、面向基层和预防为主的工作方针。

在“有关精神病”母婴保健实施细则未出台前，为了帮助广大医务工作者、计划生育工作者，在进行对精神障碍患者婚育保健服务时有可操作性，以我们40年的系列研究为基础，参考国内外有关研究资料，编写本书，与广大同道共同研讨，以便更好地开展精神障碍患者婚育咨询及母婴保健服务。

第六节 精神障碍患者婚育保健的伦理学基础

我们提出的精神障碍患者婚育保健其决策是伦理学，其工作基础也是伦理学。因为伦理学为评价我们采取的行动是否正当提供了框架。也是减少医疗纠纷、更好地为患者服务的重要方面。

一、精神障碍患者婚育保健工作中的伦理学原则

目前国际和国内比较得到公认的伦理学原则行动评价标准为：有利原则、尊重原则、公正原则、互助原则。以此原则来评价我们提出的精神障碍患者婚育保健技术指导工作。

（一）有利原则

精神医学（包精神障碍遗传学、精神药物学）的研究和实践，应该有利于精神障碍患者及其子女和其他有关人员的福利。其中包含“不伤害”的反面义务（不应该做的事），即不给患者带来本来完全可以避免的肉体和精神上的痛苦、损害、疾病甚至死亡；同时还要做到“确有助益”的正面义务（应该做的事），因为医患之间在掌握医学知识上的不平等，患者处于脆弱和依赖的关系，医务人员有许多正面义务，即应该帮助患者治疗或治愈疾病，解除症状，减轻疼痛。对精神障碍患者尤其如此。治病救人、救死扶伤，进行婚前检查、产前诊断或提供遗传咨询都是有利于精神障碍患者个人、家庭甚至所有社会成员的正面义务。

但是，有时在治疗过程中不可避免地会给患者自身或第三人带来一定的伤害。如为了保全坏疽患者的生命而必须截肢。同样妊娠者危及生命时，不得不用人工流产牺牲胎儿保全孕妇等。这种行动可以用双重效应原则使之得到伦理学的辩护。双重效应是指行动的直接的效应是为了挽救患者的或孕妇的生命，而间接的不可避免的效应是截肢或牺牲胎儿。精神障碍患者的婚姻与生育，更是双重效应原则，为了患者的病情稳定或患者病情及治疗不适宜婚育的直接效应，而间接的不可避免的效应是暂缓结婚、不结婚或牺牲胎儿而流产，不怀孕。这是在

有利的原则下而实施婚育保健技术措施之一。

（二）尊重原则

精神障碍患者，首先是“人”，是患精神障碍的人，同样具有被尊重权、作为受试者或当事人的自主权、知情同意权、保密权和隐私权。对精神障碍患者来说，知情同意权、保密权和隐私权，在当前社会对精神障碍尚存有偏见的现实下，更显现出尊重的重要性。当然，有行为能力的人是有理性的人，而对无自知力的精神障碍患者的行为能力、理性就可能受到影响及限制，涉及个人的恋爱、结婚、生育、避孕方法的选择，要由患者个人作出决定并对自己的行动负责就有困难及不正确性。为了保护患者以及尊重患者的自主权，医生、计划生育工作者有义务以科学为据向患者和家属进行婚育宣教，取得他们共同的知情同意。为此要掌握如下要素：

1．信息的告知　医生向精神障碍患者（已有自知力者）及患者家属（监护人）提供他们作出理智决定所必需的信息，包括干预措施或目的和程序，可能的好处和风险。应运用患者及家属能够理解的语言提供信息。

2．信息的理解　有效的知情同意既需要医生、计划生育工作者提供充分的信息，又需要患者及家属对信息的正确理解。

3．自愿表示的同意　自愿是指一个人作出同意的决定时不受其他人不正当的影响或强迫。精神障碍患者绝大部分经过治疗取得一定疗效后，会作出较正确决定表示自己的意向的，“发病期内”无自知力者另当别论。

4．同意的能力　具有同意的能力是理解信息和自愿表示同意的先决条件。同意的能力包括理解信息的能力和对自己行动后果进行推理的能力。对于缺乏理解信息能力、行为能力的精神障碍患者，如上所述则应取得监护人或代理人的同意。

要知道，我们做医生的或计划生育工作者，对精神障碍患者提供的婚育咨询意见，是非指令性的，究竟应采取什么行动，应由当事人（或监护人、代理人）作出决策。在此重申在涉及一些个人隐私问题上，对当事人保密的重要性。不尊重隐私，泄漏个人的秘密会伤害精神障碍患者及其家庭。至于患者的病情应向有关人士开诚布公问题，由患者及家属处理与负责。

（三）公正原则

对精神障碍患者应该公平对待，对已治愈的患者要公平对待，对尚未治愈及治愈困难的患者也要公平对待，不分性别、年龄、肤色、种族、身体状况、经济状况或地位高低，决不能进行歧视。更不能用一些歧视性用语如“疯子”、“没有生育价值”等，要知道这样在理论上和实践上都是有害的。

公正原则也要求在提供服务时，患者受益或负担利与害要公平分配不能有偏倚。

（四）互助原则

每个人都生活在与其他人的关系之中，精神障碍患者更是如此。精神障碍患者必须与其他人团结互助才能够生存发展。个人、集体、社会的利益要兼顾，这一代人的利益与后一代，或未来世代的人的利益要兼顾，对精神障碍患者要作婚育选择来说，不是更具重要意义吗?! 在各方利益有不一致、不能兼顾时，要有适当的机制根据具体情况解决，这就是我们研究精神障碍患者婚育的初衷之一。

我们研究精神障碍患者婚育问题，提出精神障碍患者婚育保健策略，就是按照上述伦理学原则进行考虑的，既考虑到是否符合公认的伦理学原则，也考虑到这样做的后果，同时考虑和权衡行动的后果和利弊，当然主要是对精神障碍患者的利及对后代的利，这与民族、国家的利是一致的。

二、精神障碍患者婚育保健中的重要伦理问题

（一）提供与婚育有关的精神障碍遗传学服务的问题

提供与婚育有关的精神障碍遗传学服务的直接目的，应该是通过向患者及患者家属提供遗传知识服务，帮助患者及家属就他们个人的婚育问题，作出符合他们最佳利益的决定，从而促进他们及其家庭的幸福。

减少人口中精神障碍患者的比例是间接目的。因为大多数当事人在经过遗传咨询后，他们会选择预防或避免生出一个患精神障碍风险大的孩子，从而使人口中健康生出的孩子比例增大，而有精神障碍风险的孩子的比例相应地减少。

精神障碍中的精神分裂症、情感性精神障碍其发病尽管公认与遗传关系密切，但尚不属于遗传病，况且遗传方式大多数认为符合多基因遗传，因此与婚育有关的精神障碍遗传学服务，不能以减少人口中精神障碍发病为其直接目的，即便是遗传病也不能以减少人口中精神障碍发病为其直接目的，若要这样，就需要国家制订数量指标和工作规划，而这样做既不可行，又会产生许多副作用。更重要的是，这样做违反了尊重和公正的伦理原则。

（二）与精神障碍遗传学有关的婚育问题的处理

在处理与精神障碍遗传学有关的婚育问题上，任何时候和任何地方，强迫命令的做法是不能在伦理学上得到辩护的，因为这破坏了尊重原则。医生、遗传学家及计划生育工作者，只可以提出咨询意见，但“主意”还得由当事人来拿，其他人以及政府的干预应该是最低限度的。起码至今尚无相关法律依据。

（三）提供与婚育有关的药物治疗服务的项目

提供与婚育有关的精神药物治疗服务的直接目的，应该是通过向患者及患者家属说明精神药物依从治疗的重要性，以及对婴儿不良影响的可能性，帮助患者家属在婚育期正确使用精神药物，作出符合他们自己最佳利益的决定，既使患者病情稳定，又对胎儿影响减少到最低限度。

精神药物对胎儿有不良影响，但每种药物不同、剂量大小不同，影响也不同，个体间也有差异。因此与婚育有关的精神药物治疗服务中，对胎儿的不良影响是间接目的。因为只要把精神药物对胎儿不良影响向当事人宣讲，大多数当事人经过咨询后，就会选择预防或避免生出一个残疾缺陷儿。

（四）与精神药物治疗有关的婚育问题处理

与精神药物治疗有关的婚育问题涉及病情。“发病期内”的患者按有关法规规定患者多处治疗中，稳定期或治愈后的患者仍需服药治疗，应以病情需要为主讲明利害关系，医生提出咨询意见，希望当事人采纳，但不能强迫命令，更不能用“保证”、“绝对”之类的词来威胁或承诺当事人，否则破坏了尊重原则，也得不到伦理学上的辩护。

（五）精神障碍婚育咨询意见或医学意见中的事实与价值

遗传学家的咨询意见或医学家的医学意见，实际上是对医学事实的判断和根据价值观念所作出的有关个人婚育问题决策的混合。精神障碍患者患病严重程度如何，是否适宜婚育，这是一个事实判断或精神病学、遗传学判断。但根据这种事实所作出的个人婚育决定，涉及个人的价值观念。然而，医生与患者及其家属的价值观念不一定是一致的。例如一方患有严重的精神分裂症作为将来的家庭角色很难充当，医生可能根据法规及病情认为不适宜结婚，但是另一方却坚持结婚，如果不结婚对他们伤害可能更大，这样只好取决于他们的价值判断。有关《母婴保健法》“暂缓结婚”的可操作性，尚无保障。

医学家、计划生育专家、遗传学家是专业人员，他们运用他们的专业知识为人民服务。他们的直接服务对象是患者或当事人，他们的义务或责任是为他们的利益着想，尊重他们，公平地对待他们。这样做，也有利于社会利益。许多社会问题是在他们的专业以外，就需要与其他专业人员进行跨学科的探讨，共同找出切实可行的、有效的、且合乎伦理的办法。当然，这些都不是政府行为。

（六）精神障碍患者的保密和隐私

精神障碍患者及求助咨询者与医生的关系及遗传学家、计划生育专家的关系，是一种专业关系。患者或当事人处于脆弱、依赖的地位，在拥有精神医学知识上处于不利的不平等的地位。他们将自己的生命、健康以及内心深处的隐私也交托给医生或计划生育专家。因此，为患者或当事人保密和保护隐私是医学、遗传学、计划生育科学专家们的义务和责任，尤其在社会上对精神障碍还存有不正确认识的现实下，这样做是为了保护患者或当事人，不伤害他们，也是尊重他们。但危及第三者的生命或公众安全者除外，非旦不予保护隐私或保密，还应劝阻、说明，并予以妥善解决。特别不能随意、简单地说“精神病遗传”、“吃药葬孩子”之类的话。

第七节 精神障碍患者婚育保健的法律依据

1994 年 10 月 27 日由第八届全国人民代表大会常务委员会第十次会议通过，由中华人民共和国主席令第33号公布，自1995年 6 月 1 日起施行的《中华人民共和国母婴保健法》是我国第一部保护妇女儿童健康、提高出生人口素质的法律；是各级政府和卫生行政部门发展妇幼卫生事业，加强妇幼卫生管理、规范母婴保健行为的重要法律依据。2001 年 12 月 29 日由第九届全国人民代表大会常务委员会第二十五次会议通过，由中华人民共和国主席令第 6 号公布，自 2002 年 9 月 1 日起施行的《中华人民共和国人口与计划生育法》规定了实行计划生育是国家的基本国策。国家采取保护措施，控制人口数量，提高人口素质。这也是开展精神障碍患者婚育保健的重要法律依据。

一、精神障碍患者婚前卫生咨询法律依据

精神障碍患者婚前卫生咨询的内容涉及面广泛，包括性和生育及与生育有关的各类问题。在《母婴保健法》条款中，有两项重要问题要通过医师优质的咨询服务方能帮助服务对象自觉地执行法律条款规定。

1．暂缓结婚　《母婴保健法》第九条规定："经婚前医学检查，对患指定传染病在传染期内或者有关精神障碍在发病期内，医师应当提出医学意见；准备结婚的男女双方应当暂缓结婚。"

2．不宜生育　《母婴保健法》第十条规定："经婚前医学检查，对诊断患医学上认为不宜生育的严重遗传性疾病的，医师应当向男女双方说明情况，提出医学意见；经男女双方同意，采取长效避孕措施或者施行结扎手术不生育的，可以结婚……"

上述两条规定对保障母婴健康，提高出生人口素质具有极为重要的作用。

二、精神障碍患者婚前医学检查法律依据

《母婴保健法》第八条规定："婚前医学检查包括对下列疾病的检查：①严重遗传性疾病；②指定传染病；③有关精神病。经婚前医学检查，医疗保健机构应当出具婚前医学检查证明。"

上述条款确定了婚前医学检查的主要疾病种类（其中包括有关精神病），并规定了承担婚前医学检查的医疗保健机构应当出具婚前医学检查证明的责任。

三、精神障碍患者生育调节法律依据

在《中华人民共和国人口与计划生育法》中，精神障碍患者未作为特殊群体对待，故应按该法规定实行计划生育。而婚育问题则应按《母婴保健法》执行。具体细节及问题本书可供参考。

第二章　精神障碍婚育咨询

随着精神障碍病因学研究的深入，遗传在精神分裂症、情感性精神障碍发病中的作用，越来越清楚，越显其重要性。由于精神障碍的药物治疗需长期服用，而精神药物对胎儿、乳婴儿影响如何？精神障碍患者孕产期病情及治疗怎样？怎样生一个健康的孩子？都是为人们关注的重要问题。为此，遗传咨询、婚育咨询就越来越受到人们的重视。开展婚育咨询工作，是贯彻《母婴保健法》和优生方针、落实《母婴保健法实施办法》的需要。

第一节　精神障碍婚育咨询目的

婚育咨询的总体目的，在于尽量应用现代医学知识和技术，减低遗传性疾病的发病率；减少新生儿出生缺陷的发生；减轻由于伤残儿童的存在给家庭和社会带来的种种负担；提高民族素质；贯彻计划生育和优生方针；落实《母婴保健法》及《实施办法》。

精神障碍的婚育咨询，除同具上述总体目的以外，尚有其自身的特点，因为精神障碍尚无充足理由证明是遗传性疾病，而只是与遗传关系密切的疾病。精神障碍患者与非精神障碍者一样，而且在《母婴保健法》中作为三病之一重点提出，有权享受婚前保健服务，而承担婚前医学检查的机构及医生均有依法为其服务的责任。从依法服务的角度，将《母婴保健法》、《人口与计划生育法》的要求、附注，贯穿于婚育咨询中，提出要求、意见或建议，满足咨客期望在检查中获得婚育知识及指导，对自身健康进行评价的愿望。同时也可对精神障碍患者婚前保健质量进行监控和评估。

第二节 精神障碍婚育咨询任务及范围

精神障碍患者婚育需要咨询的方面广泛而复杂，通过婚育咨询及指导，帮助精神障碍患者对婚姻、生育作出合理的选择及做好计划生育，从而有利于优生、优育，提高民族素质及人口质量。咨询任务及范围可包括以下几个方面：

1．精神障碍患者能否结婚，根据患病病种及病情给予指导意见；

2．精神障碍患者能否生育，根据患病病种及病情给予指导意见；

3．精神障碍患者病情与婚姻、生育问题，主要从治疗方案角度与婚姻、生育关系给予指导意见；

4．精神障碍患者服药与婚姻、生育问题，主要从选择用药及剂量方面给出指导意见；

5．精神障碍患者产后治疗及哺乳问题，指导产后治疗及乳婴儿喂养；

6．精神障碍患者子女与精神障碍，从遗传与环境（家庭教养）、性格提出指导意见；

7．精神障碍患者家族中非精神障碍者婚育问题，主要针对高发家系中成员，给出指导性意见。

第三节 精神障碍婚育咨询服务对象

精神障碍婚育咨询服务对象主要有以下几个范畴：

1．未婚、已婚精神障碍患者的家属；

2．未婚、已婚精神障碍患者的亲友；

3．未婚、已婚精神障碍患者本人。

在咨询服务开始一定要先了解要求咨询者与患者的关系，弄清楚咨询目的，有针对性地、有选择性地回答，严格遵守“亲切、认真、严肃、守密”的原则。

第四节 精神障碍婚育咨询应注意的问题

经过培训，已掌握有关精神障碍遗传、婚育专业知识的精神科、妇产科、儿科及计划生育、妇幼保健的工作者，在为患者服务的思想指导下，对求询者做到热心、细心、耐心、态度诚恳、认真负责、保守秘密。要注意：

1．求询者的隐私性。因为咨询的问题多是与婚育、性有关的隐私。

2．求询者的迫切性。求询者所涉及的问题人，即将步入人生的新阶段，急于获得有关婚育的信息。

3．求询者的多重性。求询者有的是为本人，有的是为亲友，还有的将为后代家庭等与其相关的人群提出问题。

4．求询者的排斥性。医学意见为“建议暂缓结婚”或“建议采取长效或永久性避孕措施术后可以结婚”的精神障碍患者或家属，因为与其生育意愿相违，可能不愿接受或遭到拒绝。

在咨询时，要求咨询者一定要按科学、按政策做好解释和解答。严格遵守“亲切、认真、严肃、守密”的原则，采用面对面地交流，运用人际交流技巧，不说过头话，减轻他们的忧虑。正确、科学、全面地解决提出的婚育生殖健康问题或给予劝告和指导。

第五节 精神障碍婚育咨询步骤

精神障碍婚育咨询较非精神障碍者咨询既有其特殊性，又有其复杂性，更有法律的内涵。因此，不但以科学为依据，还要按法律提出医学意见，同时文明用语要贯彻始终。

1．明确求询者身份、与求询有关人员的关系及咨询目的，以便表达医学意见或建议。

2．正确的诊断。非精神科医生要了解患者精神障碍的确切诊断，这是解答咨询和采取措施的根据。因为错误的诊断不但会导致错误的指导和决定，而且还为患者家属带来重大甚至不能挽回的损失，甚至造成不良的政治影响。

3．正确判断目前精神障碍病情。精神障碍复发率较高，除首先作出正确诊断外，还应正确判断目前精神障碍的病情，以便根据病情提出咨询意见。

4．正确而详细的家族史调查。详细询问患者家属及本人，以提供患者所有近亲（先证者父母双方的家族史）精神医学资料，尽可能追溯上下代，直到无法继续为止。问明有关各家庭成员的健康情况，特别是患有精神障碍的患者与诊断更为重要。

5．家系分析。综合家族史咨询，加以分析，并绘制家系图，注意是否为高发家系。

6．根据咨询要求及资料，结合有关法规作出解释和解答，提出参考建议。

第三章　与婚育相关的精神障碍

《中华人民共和国母婴保健法》第七章附则规定：有关精神病，是指精神分裂症、躁狂抑郁型精神病［注：中国精神障碍分类与诊断标准CCMD-3为心境障碍（情感性精神障碍）］以及其他重型精神病，作为婚前医学检查的疾病并需医疗保健机构出具婚前医学检查证明的精神疾病。其目的是为了保障母亲和婴儿的健康权益。

依据《母婴保健法》的规定，本章介绍精神分裂症、情感性精神障碍（躁狂抑郁症）、其他重型精神障碍中的偏执性精神障碍、器质性精神障碍和精神活性物质所致的精神障碍。

第一节　精神分裂症

一、精神分裂症概述

本病是一组病因未明的精神疾病，具有思维、情感、行为等多方面的障碍，以精神活动和环境不协调为特征。通常意识清晰、智能尚好，部分患者可出现认知功能损害。起病多于青壮年期，尤以20~30岁为高发年龄。起病可呈急性、亚急性，但常为缓慢起病，病程迁延，并有慢性化和衰退的可能，部分患者可获得并保持痊愈或基本痊愈。

本病是最常见的一种精神障碍，可见于各种社会文化和各个社会阶层。患病率与家庭经济水平呈负相关。人群患病率为1%左右，年发病率0.1%左右。城市患病率（7.1%）高于农村（4.2%），女性略高于男性。

精神分裂症的病因未明，虽有遗传、脑器质性病变、神经生化、神经发育、社会心理等多种学说，但至今未找到一个单一的病因，可能是由多因素作用引起。其中，遗传因素对本病的发病起重要作用，我们将在第四章中重点讨论。

二、精神分裂症主要临床表现

（一）精神分裂症的早期表现

1．性格的改变　患者病前性格多为内向、孤僻、不合群、寡言少语、敏感多疑、好想入非非。起病初期上述表现更明显且严重，渐渐又表现懒散、不修边幅、不守纪律、学习成绩或工作效率明显下降。

2．情绪的变化　患者早期的情绪可有变化，表现对周围事物的兴趣降低，以往的兴趣爱好日趋减退，对亲朋好友态度冷漠，表情呆板，心猿意马，漫不经心，情绪不稳或易激动，无端地勃然大怒；或无端地惊恐紧张，忧心忡忡，焦躁不安。变化无常，令人费解。

3．言语行为异常　早期患者的言语变得或单调，或重复啰唆，其音色缺乏韵律，语态支吾沮促。后措辞模棱两可、空洞无物。神情诡谲，疑虑重重。再后出现无故发笑、自言自语，或对空谩骂，或揽镜自赏。

4．睡眠变化　常出现失眠，深夜不睡、早晨不起，但亦无所谓，不去求医，也不向家人诉述，拒绝治疗。

（二）精神分裂症临床表现

1．知觉障碍　精神分裂症最突出的知觉障碍是幻觉，约占半数以上。其中以幻听最为常见，持续时间较长，内容固定，可有争论性幻听、命令性幻听、评论性幻听、思维鸣响等。幻视少见。味、触、嗅幻觉也可出现。人格解体亦不少见。

2．思维障碍　精神分裂症的思维障碍主要表现在联想障碍及内容障碍两个方面。

与有思维联想障碍的患者交谈，使人感到“费劲”，患者在交谈时经常游移于主题之外，患者说话绕圈子，不正面回答问题，说话说不到点子上。可有思维松弛（松散）、思维破裂、思维中断、思维贫乏、强制性思维、病理性象征性思维、语词新作等联想障碍的形式表现。

思维内容障碍主要表现形式就是妄想。妄想的荒谬性是显而易见的。妄想的内容与患者的生活经历、教育背景有一定程度的关系。最多见的妄想是关系妄想和被害妄想。影响妄想、嫉妒妄想、钟情妄想、罪恶妄想及疑病妄想也常见。

3．情感障碍　主要表现为情感迟钝或平淡。患者对亲人的感情平淡，亲人的伤病痛苦患者无动于衷。表情呆板且缺乏变化，与人交谈很少对视，多茫然凝视一方或低头不语，即便讲话也语声单调、缺乏抑扬顿挫，更缺少手势和肢体姿势的辅助。少数患者有情感倒错。

4．意志与行为障碍　患者意志减退表现在坚持学业的完成、坚持工作、料理家务等方面有很大困难或不能。对自己的前途漠不关心，或虽有打算和计划，也不去履行。活动减少，自我服务性的活动也不进行，仪表欠整，个人卫生差，喜寡居多卧于床。主动缺乏、孤僻、被动、退缩。严重者可有意向倒错。

5．自知力缺乏　绝大部分患者不承认自已有病，对病的异常表现不能认识，因此治疗欠合作。

三、临床分型

依据偏重于精神病理学，将精神分裂症的临床特征划分为几个亚型。

（一）偏执型

又称妄想型。是最常见的类型。青壮年或中年发病。起病有急、亚急及缓慢者。临床表现以相对固定的妄想为主，常伴有幻觉特别是幻听。早期表现多疑、敏感、突发或继发妄想形式。妄想以关系妄想和被害妄想为最多，次为影响妄想、夸大妄想、嫉妒妄想、疑病妄想、钟情妄想、罪恶妄想等。情感、意志、言语、行为障碍不突出。这类患者较少出现显著的人格改变和衰退，但妄想、幻觉症状却长期保存。对治疗反应良好。

(二) 紧张型

现在已较少见。以明显的精神运动紊乱为主要表现。紧张性木僵与紧张性兴奋可交替出现，或有自动性顺从与违拗。发病于青壮年期。起病较急或亚急。病程呈发作性。临床表现为缄默、行为抑制、木僵、蜡样屈曲。但无意识障碍。有时还出现明显的兴奋躁动，自伤伤人毁物，或动作古怪和各种动作言语，但内容简单刻板或联想散漫。预后好，可自动缓解。

(三) 青春型

多发病于青春期，起病较急，病情进展较快，2周内可达高峰，主要表现为情感倒错，变化莫测，喜怒无常，令人难以琢磨。思维障碍突出为破裂性思维，言语多而凌乱。行为幼稚愚蠢、做作、戏谑、顽皮、扮鬼脸、学鸡狗叫、玩弄大小便生殖器，时有冲动行为。可有自发缓解，但易复发，及时治疗预后良好。如不及时治疗，可出现精神衰退，预后欠佳。

(四) 单纯型

起病缓慢，持续发展。发病于青少年期。无明显诱因。早期多表现类似“神经衰弱”的症状，易疲劳、失眠、工作效率下降等。后渐出现且日益加重的孤僻退缩、情感淡漠、懒散、丧失兴趣、社交活动贫乏、少与人交往、生活毫无目的。此表现在早期常不引起重视，甚至被误会为患者“性格问题（不开朗)”、“不求上进”、“受打击后的表现”等，因此就诊较晚，病程迁延。治疗效果较差。

（五）未定型（或其他型)

上述四型不能归入者，均属本型。

四、诊断与诊断标准

（一）诊断

根据起病形式、前驱期症状、临床表现作出。但一定要重视可靠的病史，社会、心理问题和复杂多变的临床表现。

（二）诊断标准

CCMD-3 精神分裂症诊断标准：

1．症状标准 至少有下列两项，并非继发于意识障碍、智能障碍，情感高涨或低落，单纯型精神分裂症另有规定。

（1）反复出现的言语性幻听；

（2）明显的思维松弛、思维破裂、言语不连贯，或思维贫乏或思维内容贫乏；

（3）思想被插入、被撤走、被播散、思维中断，或强制性思维；

（4）被动、被控制，或被洞悉体验；

（5）原发性妄想（包括妄想知觉、妄想心境）或其他荒谬的妄想；

（6）思维逻辑倒错、病理性象征性思维，或语词新作；

（7）情感倒错，或明显的情感淡漠；

（8）紧张综合征，怪异行为，或愚蠢行为；

（9）明显的意志减退或缺乏。

2．严重标准 自知力障碍，并有社会功能严重受损或无法进行有效交谈。

3．病程标准

（1）符合症状标准和严重标准至少已持续 1 个月，单纯型另有规定。

（2）若同时符合精神分裂症和心境障碍的症状标准，当情感症状减轻到不能满足心境障碍症状标准时，分裂症状需持续满足精神分裂症的症状标准至少 2 周以上，方可诊断为精神分裂症。

4．排除标准 排除器质性精神障碍及精神活性物质和非成瘾物质所致精神障碍。尚未缓解的分裂症病人，若又罹患本项中前述两类疾病，应并列诊断。

附：单纯型分裂症诊断标准：

（1）以思维贫乏、情感淡漠，或意志减退等阴性症状为主，从无明显的阳性症状；

（2）社会功能严重受损，趋向精神衰退；

（3）起病隐袭，缓慢发展，病程至少2年，常在青少年期起病。

第二节 情感性精神障碍

一、情感性精神障碍概述

情感性精神障碍在现今教科书中称心境障碍，既往称为躁狂抑郁症，是以显著而持久的心境高涨或低落为主的一组精神障碍，并有相应的思维和行为改变。可有精神病性症状，如幻觉妄想。大多数患者有反复发作的倾向，每次发作多可缓解，部分可有残留症状或转为慢性。

情感性精神障碍包括双相障碍、躁狂症和抑郁症等几个类型。双相障碍具有躁狂和抑郁交替发作的临床特征。躁狂症或抑郁症是指仅有躁狂或抑郁发作，习称单相躁狂或单相抑郁。单相躁狂临床上较少见。

情感性精神障碍的终生患病率西方国家报道的数字为3%~25%之间，远远高于我国0.083%的终生患病率（1992），与抑郁性神经症患病率0.311%合在一起，也仅为0.394%。农村高于城市。不过近年来临床上发现就诊者中情感性精神障碍有明显上升趋势，确切数字待新一次流行病学调查得出。

本病发病16~25岁最多。起病突然，病程平均4个月。易复发，间歇期精神活动良好，预后良好。少数易迁延成慢性。

本病的病因尚不清楚，大量研究资料提示，遗传因素、神经生化因素和心理社会因素对本病的发生有明显影响。有关遗传因素在本病发生中的作用，请看第四章专题。

二、情感性精神障碍临床表现

（一）躁狂发作

躁狂发作的典型临床症状习惯称“三高”——情感高涨、思维奔逸、活动增多。

1．情感高涨　患者主观感觉心情特别愉快，自我感觉良好，终日喜气洋洋，兴高采烈，笑逐颜开，情趣欢乐，目光炯炯，红光满面，精力充沛异常，自我评价过高，表情生动多变，眉飞色舞，富有感染力。有时情绪不稳易激惹，但与内心体验一致。

2．思维奔逸　表现思维联想过程明显加快，口若悬河，滔滔不绝，内容夸大但不荒谬。音联意联，意念飘忽，出口成章，做诗打对，一挥而就，自觉思维非常敏捷，甚至感到自己的嘴巴在和思想赛跑，总觉得多长几张嘴才够用，声音嘶哑，仍不休止。

3．活动增多　表现精力旺盛、兴趣广泛，动作快速而敏捷，整天忙忙碌碌，不知疲倦，有头无尾，爱管闲事，专横跋扈，乐于助人，花钱无度，喜接异性，行为轻浮，爱打扮，招摇过市。病情严重时，自我控制能力下降，举止粗鲁，言语污秽，甚至冲动毁物，睡眠明显减少。

4．躯体症状　口干、唇躁、声嘶、脉速、血压上升、瞳孔扩大、便秘、体重下降、性欲亢进等。

5．其他症状　主动、被动注意增强，但不持久。可有短暂、片段的幻听。也可出现意识障碍，伴有错觉、幻觉及思维不连贯等症状，此谓谵妄性躁狂。无自知力。

（二）抑郁发作

抑郁发作的典型临床症状习惯称“三低”——情绪低落、思维迟缓、活动减少。伴有躯体症状者亦不少。

1．情绪低落　表现为显著而持久的情绪低落，兴趣索然，愁眉不展，紧缩双眉甚至眉宇间常有几道竖摺。终日忧心忡忡、郁郁寡欢、唉声叹气、抑郁悲伤、悲观绝望、痛不欲生、自责自罪、自伤自杀，生不如死，度日如年。

2．思维迟缓　患者思维联想速度缓慢，反应迟钝，思路闭塞，如机器生了锈启动不起来了，在临床上表现在言语方面，内容简单，语量少，语速慢，声音低，甚至数问不得一答，与之交谈一定要有足够的耐性。有的患者可有疑病妄想、罪恶妄想，也可能有关系妄想、被害妄想、贫穷妄想等。部分患者亦可出现幻觉，以听幻觉较为常见。

3．活动减少　患者意志活动呈显著而持久地抑制。表现在行动缓慢，生活被动，疏懒，孤独，多卧，易疲劳。严重者可呈抑郁性木僵状态，不语，不食，不动。伴焦虑者可有坐立不安、搓手顿足，或来回踱步。

抑郁症患者虽有“三低”，但有一念头不低，甚至是强烈，那就是“自杀”（企图或行为），患者行动隐蔽，计划周密，手段奇特，不可掉以轻心！患者的整体症状均可见昼重、晚轻的特点。

4．躯体症状　抑郁症患者躯体症状也很常见。主要表现有睡眠障碍，患者虽卧床闭目，但并不能入睡，眼球照样旋转，还易早醒，醒后不能再入睡。食欲减低，体重下降。口干、便秘、性欲减退。躯体不适的主诉可涉及各脏器。自主神经功能失调也常见。但检查并无器质性病变。

5．其他　抑郁症患者也可出现人格解体、现实解体及强迫症状。

三、诊断与诊断标准

（一）诊断

主要根据病史、临床症状、病程及体格检查和实验室检查，进行全面的科学分析而作出。

（二）诊断标准

CCMD-3 情感性精神障碍诊断标准：

1. 躁狂发作诊断标准

（1）症状标准：以情绪高涨或易激惹为主，并至少有下列 3 项（若仅为易激惹，至少需 4 项）。

① 注意力不集中或随境转移；

② 语量增多；

③ 思维奔逸（语速增快、言语迫促等）、联想加快或意念飘忽的体验；

④ 自我评价过高或夸大；

⑤ 精力充沛、不感疲乏、活动增多、难以安静，或不断改变计划和活动；

⑥ 鲁莽行为（如挥霍、不负责任，或不计后果的行为等）；

⑦ 睡眠需要减少；

⑧性欲亢进。

（2）严重标准：严重损害社会功能，或给别人造成危险或不良后果。

（3）病程标准：

① 符合症状标准和严重标准至少已持续 1 周；

② 可存在某些分裂性症状，但不符合分裂症的诊断标准。若同时符合分裂症的症状标准，在分裂症状缓解后，满足躁狂发作标准至少 1 周。

（4）排除标准：排除器质性精神障碍，或精神活性物质和非成瘾物质所致躁狂。

说明：本躁狂发作标准仅适用于单次发作的诊断。

（其他发作形式的诊断标准，也均以此诊断标准为基础——编著者）

2．抑郁发作诊断标准

（1）症状标准：以心境低落为主，并至少有下列 4 项：

① 兴趣丧失、无愉快感；

② 精力减退或疲乏感；

③ 精神运动性迟滞或激越；

④ 自我评价过低、自责，或有内疚感；

⑤ 联想困难或自觉思考能力下降；

⑥ 反复出现想死的念头或有自杀、自伤行为；

⑦ 睡眠障碍，如失眠、早醒，或睡眠过多；

⑧ 食欲降低或体重明显减轻；

⑨ 性欲减退。

（2）严重标准：社会功能受损，给本人造成痛苦或不良后果。

（3）病程标准：

① 符合症状标准和严重标准至少已持续 2 周；

② 可存在某些分裂性症状，但不符合分裂症的诊断。若同时符合分裂症的症状标准，在分裂症状缓解后，满足抑郁发作标准至少 2 周。

（4）排除标准：排除器质性精神障碍，或精神活性物质和非成瘾物质所致抑郁。

说明：本抑郁发作标准仅适用于单次发作的诊断。

（其他发作形式的诊断标准，也均以此诊断标准为基础——编著者）

第三节　偏执性精神障碍

一、偏执性精神障碍概述

偏执性精神障碍又称为妄想性障碍，是以妄想为突出临床特征的精神病性障碍。妄想常具系统化的倾向，但妄想内容不荒谬，结构严谨，个别可伴有历时短暂而不突出的幻觉。这类患者适应社会的能力颇强。虽病程演进较慢，但一般不会出现人格衰退和智能缺损。

本病一般在30岁以后起病，女性多于男性，未婚者多见。病前性格多为固执、主观、敏感多疑、要强好胜等。本病原因不明，一般认为本病是在个性缺陷的基础上遭受不良刺激而诱发。

本病发病率低。常人不易察觉患有精神障碍，往往需精神障碍专科医生会诊而定。

二、偏执性精神障碍临床表现

本病突出症状为妄想。妄想是由于患者自负和敏感的个性，对所遭遇的不良刺激、挫折作歪曲的理解而形成。妄想的形成是逐步发展的，多为相互关联的被害、嫉妒、诉讼、钟情、夸大、疑病等妄想。妄想多持久，甚至终生。但不出现被控制感、思维被广播等精神分裂症的典型症状。

被害妄想往往伴随诉讼妄想。患者妄想对立面不断扩大，上告为此也屡屡不止，手段不择，代价不惜。

嫉妒妄想男性多于女性。钟情妄想未婚中年女性多见。

幻觉少见。

三、诊断与诊断标准

CCMD-3偏执性精神障碍诊断标准：

1．症状标准　以系统妄想为主要症状，内容较固定，并有一定的现实性，不经了解，难辨真伪。主要表现为被害、嫉妒、夸大、疑病或钟情等内容。

2．严重标准　社会功能严重受损和自知力障碍。

3．病程标准　符合症状标准和严重标准至少已持续3个月。

4．排除标准　排除器质性精神障碍、精神活性物质和非成瘾物质所致精神障碍、分裂症，或情感性精神障碍。

第四节　器质性精神障碍

一、器质性精神障碍的概念

器质性精神障碍是指有肯定的病理形态学或病理生理学变化的精神性疾病。是一组由脑部疾病包括脑变性疾病、脑血管病、颅内感染、脑外伤、脑瘤等所致的精神障碍，也称脑器质性精神障碍。还有一组作为原发躯体疾病症状的组成部分或由感染、中毒出现精神障碍的躯体疾病导致的精神障碍，又称症状性精神障碍。

二、器质性精神障碍临床表现

（一）谵妄综合征

是以意识障碍为主要特征的综合征，又称急性脑综合征。患者出现轻重不等的意识障碍，表现对时间、地点、人物等定向的障碍，轻者分辨不清，对自身处境和状况茫然、模糊，严重者可丧失。同时可出现片段、零乱的错觉和幻觉，以错视和幻视为多见，常带有恐怖色彩，故表情伴有焦虑紧张和恐惧。有时出现阵发性兴奋躁动。意识障碍可昼轻夜重。严重者可呈昏迷状态。

（二）痴呆综合征

是以智能障碍为主要特征的综合征，因起病缓慢、病程较长故又称慢性脑综合征。其认知障碍较严重而持续，伴有不同程度的人格改变，没有意识障碍。智能障碍轻重不等。早期近事遗忘，思维迟钝，注意力集中困难，日常社会适应力及工作能力下降，易疲劳，沮丧、愤怒或焦虑；病情随继续发展而加重，表现思维贫乏、联想减少、言语单调、语词缺失、记忆力、计算力、分析综合及判断力下降；进一步发展出现人格、道德观念的衰退，表现幼稚、愚蠢、道德缺乏；晚期出现无目的外出而不知归途，生活大小便均不能自理，终因并发感染等病症而死亡。

（三）遗忘综合征

是以记忆功能发生严重障碍为主要特征的综合征，又称柯萨可夫综合征。以近事记忆障碍为主，远事记忆随病情发展而缺失。无意识障碍，智能相对完好。常有虚构，系患者为弥补近记忆缺损而捏造所致。

引起遗忘障碍的常见原因是下丘脑后部和近中线结构的大脑损伤，如脑部的乳头体、海马、视丘内背侧核群等。发生原因以酒精滥用导致硫胺（维生素B_1）缺乏最常见，脑外伤、脑缺氧也为多见。

三、诊断与诊断标准

（一）诊断

详细的病史和体格检查以及必要的、相关的实验室检查和精神检查。特别注意意识、智能的检查，若有障碍则应进一步检查和了解患者是否存在脑部或躯体疾病。

（二）诊断标准

CCMD-3 器质性精神障碍诊断标准：

1．症状标准

（1）有躯体、神经系统及实验室检查证据；

（2）有脑病、脑损伤，或可引起脑功能障碍的躯体疾病，并至少有下列 1 项：①智能损害综合征；②遗忘综合征；③人格改变；④意识障碍；⑤精神病性症状（如幻觉、妄想、紧张综合征等）；⑥情感障碍综合征（如躁狂综合征、抑郁综合征等）；⑦解离（转换）综合征；⑧神经症样综合征（如焦虑综合征、情感脆弱综合征等）。

2．严重标准

日常生活或社会功能受损。

3．病程标准

精神障碍的发生、发展，以及病程与原发器质性疾病相关。

4．排除标准

缺乏精神障碍由其他原因（如精神活性物质）引起的足够证据。

第五节 精神活性物质所致精神障碍

一、精神活性物质所致精神障碍的概念

精神活性物质是指来自人体以外，可影响到人的精神活动，并可导致成瘾的物质。我国主要指阿片类、可卡因、大麻、兴奋剂等药物。在使用了精神活性物质后产生的精神活动异常，即称为精神活性物质所致精神障碍。精神活性物质引起精神障碍的主要原因是滥用，从而引起生理上和心理上的依赖。

滥用即有害使用，由于反复使用该药物而导致了明显的不良后果，此使用是一种不良方式，滥用者没有明显的耐受性增加或戒断症状。但可有不能完成重要的工作、学业，损害躯体、心理健康，导致法律上的问题等不良后果。

依赖是一组认知、行为和生理症状群。个体尽管明白使用成瘾物质会给自己带来明显问题，但仍继续使用，自我用药的结果导致了耐受性增加、戒断症状和强制性觅药行为。

二、精神活性物质所致精神障碍的临床表现

（一）急性中毒症状

表现出急性意识障碍症状（见第四节谵妄综合征）。

（二）依赖综合征

表现为强烈要求再次摄取所依赖的物质，并千方百计和不顾一切后果地寻觅获得。否则，表现出痛苦万分、全身难受、有生不如死的感觉。

（三）戒断综合征

当对某种活性物质产生依赖之后，突然停用而产生的不适症状称为戒断症状。戒断症状表现在生理和心理两个方面，如心跳加速、出汗、呼吸急促、腹痛、肌肉抽动、发热等属生理表现；焦虑、恐惧、濒死感、失眠、幻觉、意识障碍等表现则属心理性。其机制是由于长期用药后，突然停药引起的适应性的反跳。不同药物所致的戒断症状与该物质的作用特点有关而有异。

（四）精神病性症状

使用某种活性物质后可出现幻觉（如致幻剂）、妄想（如苯丙胺）。但这类症状在所使用物质停用一段时间后可消失，少数情况有重复出现者。

（五）遗忘综合征和痴呆综合征

与第四节器质性精神障碍中介绍的遗忘综合征和痴呆综合征相同。

三、诊断与诊断标准

（一）诊断

有摄取精神活性物质的病史，必要的体格检查和实验室检查，依据诊断标准而定诊断。

（二）CCMD-3 诊断标准

1．症状标准

(1) 有精神活性物质进入体内的证据，并有理由推断精神障碍系该物质所致；

(2) 出现躯体或心理症状，如中毒、依赖综合征、戒断综合征、精神病性症状，以及情感障碍、残留性或迟发性精神障碍等。

2. 严重标准

社会功能受损。

3. 病程标准

除残留性或迟发性精神障碍之外，精神障碍发生在精神活性物质直接效应所能达到的合理期限之内。

4. 排除标准

排除精神活性物质诱发的其他精神障碍。

第四章　精神障碍遗传与婚育

第一节 精神障碍遗传研究概述

关于精神障碍的遗传研究，国外已有140余年的历史。国内有关遗传研究，是新中国成立后才开始的，真正突飞猛进的发展，当属近25年。

由于医学科学发展，近年来人类的疾病谱发生了变化，由遗传缺陷所致的畸形和疾病发生率相对增高，精神障碍则属其中。

精神障碍遗传研究的重要性，在于遗传因素在精神障碍病因中具有重要性。

精神障碍的遗传研究涉及遗传和环境，对人脑结构和功能发生影响的探讨、人类心理活动机理的剖析，提示导致智能缺陷、行为异常、精神障碍等高级神经活动的本质。因此，精神障碍遗传学不仅是医学遗传学的重要组成部分，还是人类行为遗传学的基本组成部分。

精神障碍群体遗传学或遗传流行病学，是依据遗传学、流行病学的理论和统计学的方法，建立起来的一套群体调查方法，进行统计分析，从而来解释该病是否遗传、怎样遗传、遗传率（度）多大等一系列问题。

近40年来，分子遗传学和细胞遗传学的重大进展，不仅改变了人们对遗传因素重要性的看法，并提示有可能理解遗传影响的机理。这一进展推动了精神疾病遗传学的探讨，使精神病学的遗传学研究成为现代精神障碍发展中最快部分之一（沈渔邨，1993）。

在精神障碍发生中遗传因素占有重要地位的结论，就是通过经典的家系法、双生儿法、寄养子法的研究得出的。现代分子遗传学的研究、DNA分析技术的应用，为探索精神疾病的病因开拓了新的途径。因此，精神疾病遗传学研究，有助于病因的探索。

由于遗传因素在精神疾病中具有明显效应，造成精神障碍患者亲属发病率增高，从而严重影响了子孙后代的躯体和精神健康，致使群体中患病数目不断增加，造成了对人类健康的极大危害。

总之，精神障碍的遗传研究，不但对精神疾病的病因、防治具有重要意义，而且与婚姻、优生优育工作也同样有着密切的联系，从长远来看，是一件关系到人类未来的大事。

第二节 精神分裂症的遗传与婚育

半个多世纪以来的国内外精神分裂症的家系调查，孪生子和寄养子调查的资料，证明遗传因素在精神分裂症的发生中起着一定的作用。

精神分裂症好发于青少年期。15~20岁组开始上升，21~25岁组最高，26岁以上组就显著下降（柳介丘，1980）。赵贵芳等（1989）调查结果为26~30岁为最高，31岁以上显著下降，30岁以前发病占 71.40%，40 岁以前发病占 97.53%。总之，说明本病发病年龄好发于婚育期。

一、精神分裂症家系调查

（一）精神分裂症家族患病状况

有关精神分裂症家系调查，国内外均发现本病患者近亲中的患病率比一般居民高数倍，显示亲缘关系越近，患病率越高。

Tsuang 等（1985）以 DSM-III 诊断精神分裂症 332 例，与318例无精神障碍的外科患者对照，结果精神分裂症一级亲属患病率为 3.6%，对照组为 0.2%。

俞俊洪等（1987）对DSM-Ⅲ诊断的150例精神分裂症家系进行前瞻研究，并以283名正常人家系为对照，结果精神分裂症组一级亲属患病率为2.8%，其中父母患病率为2.7%，同胞患病率为3.3%，子女患病率为0（笔者认为可能是观察时限尚不足，子女尚未达发病风险年龄的关系），对照组患病率为 0.58%。

赵贵芳等（1989）采用CMA-M-2，DSM-Ⅲ重新诊断的203例精神分裂症患者，进行30年回顾性前瞻遗传流行病学病例对照研究（1:1匹配），其一级亲属患病率为4.38%，其中父母患病率为3.45%，子女患病率为4.44%，同胞患病率为4.98%。二级亲属患病率为 1.72%。精神分裂症患者子女患病率是正常群体的 11.56 倍。对照组一级亲属患病率为 0.128%，群体患病率为 0.349%。

有关精神分裂症家族遗传史的资料，江三多总结统计国内 13 篇文章 12 203 例精神分裂症患者，其中具有家族遗传史者 3 279例，占26.87%。换言之，占1/4以上的精神分裂症患者家族中有精神疾病遗传史。赵贵芳等（1989）对 203 例精神分裂症患者进行30年遗传流行病学调查，显示有精神疾病家族史者占31%。也就是说，本病患者精神分裂症有家族遗传史者占1/3。该组家族史较高的原因，与研究时限30年跨度大有关，间接说明本病发病率在增长，可能更反映了家族遗传的真实性。

因此，不论国内外，严格诊断标准的前瞻及回顾性研究，均显示精神分裂症的家族遗传倾向相当明显。支持精神分裂症发病与遗传有关。

（二）精神分裂症患者患病对子女的影响

精神分裂症患者对子女的影响是多方面的，本节主要从疾病遗传角度分析。

1. 精神分裂症亲子患病一致性研究

精神分裂症患者的子女患病与父母同病的风险率较高。文献报道，父母一方有病，子女患病风险为15%；父母双方患病，子女患病风险为40%。国内外资料基本一致。

亲代与子代同患精神分裂症的临床分析，即亲子对分析，邝培桂（1982）报道74对同患精神分裂症的亲子，其两代的起病方式、疾病分型相同者占半数左右，发病年龄子代比亲代早8.6岁。赵贵芳（1989）统计29对亲子发病年龄，亲代发病年龄平均为29.2岁，子代发病年龄平均为22.58岁，子代较亲代发病早6.69岁，临床疾病分型一致率达92.30%，在24对亲子同患偏执型精神分裂症中，20项常见精神症状（BPRS）的一致率为90%。许家驹（1983）报道主导精神症状和病型的一致率也达70%。

2．精神分裂症亲子性格及与发病关系的研究

性格与发病有密切关系，亲子间的性格关系也很密切。许家驹报道亲子性格一致率高达80%。赵贵芳等研究亲子间性格一致率在70.08%，并分析认为，父亲内向性格者，其发生精神分裂症的危险性，是父亲外向性格者的3.6倍；母亲内向性格者其发生精神分裂症的危险性，是母亲外向性格者的5.25倍。患病者内向性格发生精神分裂症的危险性，是外向性格的13.54倍。均有显著性（$P < 0.01$）。上述研究不但说明内向性格与精神分裂症的发病有密切关系，同时也表明患者父母内向性格对患者发病的影响是很大的。

赵贵芳等进一步对包括父亲性格、母亲性格、先证者性格、家族史、产次及出生季节等9个因素，进行了影响精神分裂症发病的通径分析（Path Analysis），结果显示先证者性格、家族史、母亲性格、父亲性格有显著意义（$P < 0.05$），内向性格在精神分裂症发病中具有重要性。其影响不但有直接影响，还有间接影响。从间接影响看，父母性格还通过对先证者性格

的影响和/或阳性家族史，影响先证者精神分裂症的发生，从而形成了内向性格的家族一致性和聚集性。资料表明精神分裂症家系成员内向性格者占56.48%，而对照组家系成员内向性格者仅为15.71%，差异非常显著（$P < 0.0001$）。（见图4-1、表4-1）。

李长富等（1986）对精神分裂症双生子非同病率研究，也发现内向性格有易罹倾向。

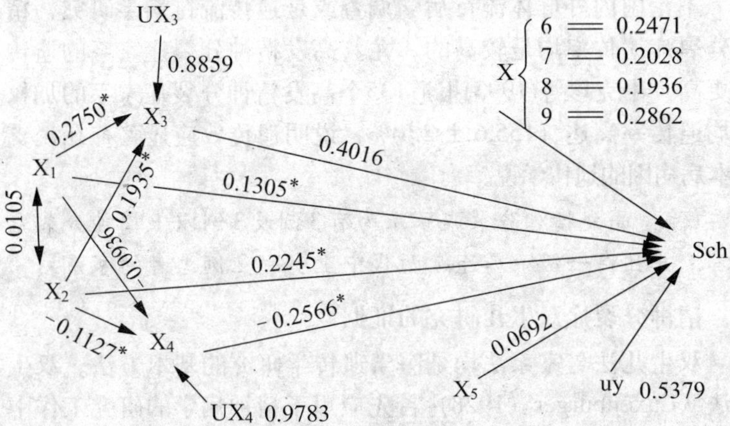

*$P<0.05$

图 4-1 精神分裂症发病危险因素的通径图

注：X_1，父亲性格；X_2，母亲性格；X_3，先证者性格；X_4，家族史；X_5，产次；$X_{6\text{-}9}$，为发病春、夏、秋、冬季节。

表 4-1 精神分裂症发病危险因素的通径分析

危险因素		父亲性格，X_1	母亲性格，X_2	本人性格，X_3	家族史，X_4
直接因素		0.1305	0.2245	0.4016	-0.2566
间接经因素	X_3	0.1104	0.0777		
	X_4	0.0240	0.0287		

（三）精神分裂症的遗传率

遗传率表明群体在总变异中遗传因素所产生影响的程度。据国内外报告，精神分裂症的遗传率在70%～80%左右。赵贵芳等对203例精神分裂症30年回顾性遗传流行病学病例对照研究，其一级亲属加权平均遗传率为（79.30±3.38)%，一、二级亲属加权平均遗传率为59.62%。

不论国内外群体流行病学调查或是遗传流行病学研究，精神分裂症遗传率均是较高的。尤其高发精神分裂症家系的遗传率更高，牛克珍等(1993)报道135个高发精神分裂症家系的加权平均遗传率高达（155.6±2.6)%。说明遗传效应显著存在，支持本病病因的遗传学说。

（注：高发精神分裂症家系为有3例及3例以上精神分裂症患者，并且在一级亲属连续两代中至少有2例患者的家系。）

二、精神分裂症双生儿研究的证据

双生儿法与家系法均是医学遗传学研究的基本方法。双生儿法从Luxenburger（1928）首先应用于精神病学的研究工作中之后，又有Rosanoff Essen-Mo11er，Kallmann，Slater，井上及满田等研究，为双生儿研究打下了基础。国内则首先由娄焕明报告（1961）5对精神分裂症双生儿研究，后方惠泰和江三多(1980) 报告了19对精神分裂症双生儿的研究。1982年方惠泰、夏镇夷连同过去的研究作了50例双生儿研究的报告。陈寿康等(1990) 在上海过去研究的基础上，与全国协作，共作了100对精神分裂症双生儿的遗传学研究的报告。研究结果均显示MZ(同卵双生）同病一致率（45.50%，46.40%）高于DZ（异卵双生）同病一致率（37.50%，18.20%)。

李长富等（1986）对精神分裂症双生子非同病率作了两种不同方法的计算，表明MZ中精神分裂症同病率较DZ高2.5～3倍，按Gottesman和Shields法计算，MZ中精神分裂症遗传率

(h^2) 的估算值为87.60%。两者都证明精神分裂症患者发病中，遗传效应起了重要作用。其中病前的个性、行为、成熟度以及人际关系等项目，可受到遗传因素的影响（陈寿康等，1990）。

Slater（1971）报道，分开抚养的17对MZ儿，结果11对同时发病，其分裂症的同病一致率为65%（11/17），并不低于非分居生活的MZ的同病一致率。后来井上研究也得出同样的结论。说明遗传的重要性。

精神分裂症的发病尽管遗传效应重要，甚至占主导地位。但是MZ非同病率高达52%～60%，也提示了其他因素对精神分裂症发病的作用。环境因素中祖辈及父母对子女的教养也值得重视。就是同病MZ中的不同个体发病，也可受环境因素的影响，使两者发病可相距数年（赵贵芳，1987）。Abe（1969）分析分居和共居的MZ的孪生成员先后发病的间隔时间后，说明生活在相同环境中，双生的一个成员发病可能对另一个成员有诱发发病的可能性，环境不是完全无作用的。提示：双生儿中的一个成员发病，另一个成员与其分居，改变一下生活环境，调整一下情绪，对尚未发病的成员来说，不发病或推迟发病，还是有一定积极意义的。

三、精神分裂症寄养子研究的证据

寄养子方法是将精神分裂症患者所生子女抚养在另外的家庭环境中，观察其发病情况；或调查精神分裂症患者收养的养子，观察养子亲生父母和寄养父母患病情况，从而对遗传和环境的效应作出估价。此方法为充分排除环境影响的最有力的研究方法。

在寄养子研究中，其一是根据亲生父母和寄养父母患病状态为索引者，调查各种寄养子的患病情况；其二是以不同寄养子为索引者，调查其亲生父母和寄养父母的患病情况。目前国际上流行的寄养子研究方法共有三种：①亲生父母患有精神分裂症的寄养子与亲生父母无精神分裂症的寄养子对照研究，该法可提示患病的遗传背景；②比较患有精神分裂症亲属与未患精神分裂症寄养子的血缘亲属的发病情况，此法也是从亲缘关系上证明其患病的遗传性，再分析环境因素的影响；③交叉寄养子法研究，即①法加上了生物学父母正常而寄养父母患精神分裂症的寄养子组，这样交叉选择观察组，更能区分遗传因素和环境因素对发病的影响，只是选择对象困难很大。严格讲交叉法科学性更强，为双相相关性论证。

寄养子的研究1966年由Karlsson首创，他首先选择了双亲有精神分裂症家族遗传史的119名子女，其中102名由双亲自己抚养，8名由其亲属抚养，9名由非亲属抚养，追踪发现三组子女中发生精神分裂症分别为12名、2名和3名。继续研究，在与8名精神分裂症养子有生物学关系的同胞中，6名患精神分裂症，养育关系的同胞中无患病者。继后Heston（1966、1968），Wender（1968、1974），Rosenthal（1968、1972、1974），Kety（1968、1971、1975）等都做了大量的工作，结果都表明遗传因素在本病的发生中起主要作用。有的研究从患精神分裂症的母亲的子女，离开有病母亲的环境，寄养于新环境中，所显示患精神分裂症和其他精神障碍的几率较高，得以证实；有的从养子患病率低与亲生父母的精神健康有很大关系，得到启示；有的从精神分裂症养子的生物学的亲属中患者数或有患病者的家系数均显著高于对照养子，获得提示。总之，一系列研究的结果，均支持遗传病因学说的观点。

国内有关的研究起步较晚，而且由于我国传统观念的原因，真正适合于观察研究的养子样本及家系较少，大多为“过继子”，有着一定的血缘关系，对养育院中领养的子女，其生身父母及家系情况难以收集。1984年查富树首先报道收集的89名各类养子亲生父母和寄养父母的健康情况，表明亲生父母和寄养父母均患病时，寄养子患精神分裂症的比率最高；两组父母均正常时，养子患病率最低，并且显示亲生父母患病比寄养父母患病对养子的患病率影响更大。从而充分说明遗传效应的主导作用，也证明特殊教养环境对发病也有一定作用。

罗开林（1986）收集精神分裂症养子31例（男21，女10），过继时年龄最小者1个月，最大者5.5岁，平均1.8岁，对照养子24例（男18，女6），过继时年龄最小者2个月，最大者6.5岁，平均2.2岁。研究结果表明精神分裂症养子的亲生父母家属中患病率最高，显著高于其他各组，支持遗传病因观点。1990年罗开林又总结全国16地区协作研究的67例精神分裂症寄养子和56例未患精神分裂症寄养子对照资料，结果发现观察组生身家系中患精神分裂症者明显多于养育家系，对照组生身家系中患精神分裂症者也多于养育家系，而观察组生身家系中患精神分裂症者又明显多于对照组。环境因素的影响，对照组的社会心理因素多于观察组。因此说明遗传和环境因素在对精神分裂症发病的影响上，遗传因素是主要的。

四、精神分裂症生物学标志的研究

生物学标志可分为生物脆弱性特征和遗传标志两部分。生物学标志的研究在于希望通过探索与某种遗传病的联系，尤其更适合于那些病因还不清楚的遗传病，从而获得一种生物学标志与疾病存在着非随机的联系，然后通过这种标志的测定与观察，达到辅助诊断疾病，预测子代患病风险，以及探讨疾病病因的目的。

由于精神分裂症的病因未明，因此较多的研究者开展了生物学标志的研究。虽然迄今尚无突破性进展，但仍然是本病的重要研究课题。有关的研究介绍如下。

（一）HLA抗原的研究

HLA抗原又称人体白细胞抗原，是人类主要组织相容性系统。经遗传学研究表明，它是一个多座位复等位基因遗传系统，在医学遗传学研究中引人注目，是生物学标志的必备研究工具。其开展较多的为关联研究。精神分裂症的 HLA 关联研究，国外始于 1974 年，国内于 1980 年开始，首先由上海赵桐茂与夏镇夷等合作，进行了检测 33 例慢性精神分裂症患者与 221 名正常人的HLA抗原比校。1981年江三多、赵桐茂等再次检测住院 57 例精神分裂症患者的 HLA 抗原分布。1984 年黄万生等报道了朝鲜族精神分裂症患者的HLA研究。1990年阎文瑛等又报道了对44例无血缘关系的蒙汉族精神分裂症患者人类白细胞抗原 A、B 位点的相关研究。目前不论国外的研究还是国内的研究，结果不一，虽表明该病与 HLA 可能存在着一定的相关关系，但是均尚未发现一个有关HLA特异性抗原与精神分裂症疾病之间存在着显著关联的例子。国内刘小林等（1995）报道采用免疫固定法，对 59 例精神分裂症患者补体第四成分(C_4)的遗传多态性进行了研究，并与 180 名武汉地区健康汉族人作对照分析。结果显示，精神分裂症患者$C_4A_3^*$（*号表示是基因）、$C_4B_1^*$基因频率明显下降，$C_4A_4^*$、$C_4B_{92}^*$ 基因频率明显升高，还有少见型别如 $C_4A^*_{5、12}$，$C_4B^*_{4、91、93、11、21}$ 的出现。此外，有家族史组患者的$C_4A^*_3$基因频率较无家族史组低，而且$C_4A^*_5$、$C^4B^*_{91、11、21}$，仅在有家族史组出现；$C_4A^*_{12}$、$C_4B^*_{4、93}$ 仅在无家族史组出现。提示$C_4A^*_4$、$C_4B^*_{92、4}$等可能与精神分裂症的遗传易感性相关联。由于HLA是一组紧密连锁的基因群，C_4的多态性变化可能伴随HLA其它抗原分子的遗传多态性变化。HLA基因群中有免疫应答、免疫调控等基因，已有大量实验结果表明，精神分裂症患者存在多方面的细胞免疫和体液免疫功能的改变，故C_4遗传多态性变化可能与该病免疫功能变化存在相关性，值得进一步深入探讨。

（二）红细胞血型的研究

人有20多种红细胞血型，如ABO、Rh、MNP、Kell、Lewis、Duffy、Xg等，它们的遗传方式遵循孟德尔规律，是一种很好的遗传标志，国内外在精神分裂症中研究最多的是ABO血型，其结果不一，尚未有肯定意义的结论。

（三）染色体的研究

染色体研究早在20世纪60年代就已开展，但至今未找到精神分裂症的特异性变异。

1．性染色质、性染色体的研究　精神分裂症患者的性染色质的研究，至今未见特异性变异。大量性染色体的研究工作，同样未证明精神分裂症与性染色体畸变之间有什么关联。换言之，研究说明性染色体异常与精神分裂症之间并无直接联系。

2．常染色体研究　常染色体研究主要是在细胞水平上进行，1981年陈一鸣等首先报道70例精神分裂症的染色体G带分析，结果未发现患者的性染色体和常染色体数目或形态有特异性改变。张兆麟等（1986）对7例精神分裂症患者作了姊妹染色单体交换率（SCE）研究，虽然发现患者的SCE频率比对照组高，但尚不能说明问题。

洪美玲等（1986）对48例（男性32例，女性16例）精神分裂症患者的染色体C带分析，发现占20.8%的患者9号染色体臂间倒位，对照组只占2.7%，有显著性差异（$P < 0.05$）。陈婉秋等（1990）随机选取精神分裂症患者100例和正常对照组40例，作核仁形成区（NOR）银染。结果发现精神分裂症患者在近端着丝粒染色体银染（Ag-NOR）频率、随体联合（Ag-AA）及参加随体联合的染色体（Ag-AAc）的总频率都比正常人增高，显示患者rRNA基因活性明显高于正常人，其原因可能是rRNA基因数目增加和转录速度加快的结果。随着病期增长，患者Ag-NOR值则呈明显下降趋势；表明有活性的rRNA数目逐渐减少。提示部分患者随着病期增长出现精神衰退症状，与有

活性的 rRNA 基因数目减少有关。

但是，上述研究结果遗憾的是没能得到后来研究的重复及证实。吴爱萍等（1990）对 120 例精神分裂症（男女各 60 例）患者分别进行了 C 带、G 带及高分辨的研究，既未能证实上述研究的结果，也未见特异性改变。其问题江三多认为可能存在方法学的问题及因果关系的问题，尚需进行深入的研究。

近年来由于重组DNA技术的开展，为精神分裂症生物学标志的研究开拓了新的途径。国内外对染色体的研究重点，已转向重组 DNA 技术的分子水平上来，下面专题介绍。

（四）其他生物学标志的研究

除上述生物学标志的研究外，尚有血清型 Gm、Km 和 Gc 为主要的遗传标志的研究，国内赵桐茂、江三多等（1981）曾对 33 例慢性分裂症患者作了 Gm 和 Km 的关联分析，外周血白细胞的荧光核酸分析；江三多曾对慢性精神分裂症患者外周血白细胞内 DNA 和 RNA 的变化及细胞形态，进行了分析比较（1982）；各种酶活性的分析；如血小板单胺氧化酶（MAO）、血浆胺氧化酶（PAO）、血浆多巴胺β羟化酶（DBH）、血清肌酸磷酸激酶（CPK）等的分析；国内黄明生等（1980）、匡培根等（1982）、孙海荣（1982）、王有德等（1985）、赵守荣、赵贵芳等（1989），分别开展了上述酶的研究；肤纹分析，国内刘希贤等（1982）、刘士协等（1982）、高仑山等（1983）、冯志颖等（1986）开展过此项研究；CT研究有于清汉（1983）、张泰鹏等（1985）、张良栋（1987）、顾牛范等（1987），CT检查脑室脑比值的研究；赵贵芳（1987）进行了苯硫脲尝味试验测量；李星宝、赵贵芳（1994）等进行单光子发射计算机断层扫描（SPECT）研究。均有所发现，但都不能得出关联结论，尚需进一步深入探讨。

五、精神分裂症遗传方式的研究

精神分裂症的遗传因素研究，经过70多年国内外学者从不同角度进行的工作，获得了大量论证。但是，本症的遗传方式却仍未能定论，还处于探索阶段，仅仅提出各种假设而已。

（一）单基因遗传假设

单基因遗传假设首先由Kallmann（1953）提出，认为精神分裂症是由常染色体上某座位的“分裂症基因”所致，此“分裂症基因”是单个隐性基因，具有纯合隐性基因的个体将会发病。后来由Slater(1965)在Book(1953)的工作基础上提出“分裂症基因”是不完全显性的单个主基因的Slater-Book遗传模式，估计理论发病率：父母一方患分裂症的子女发病率为14.3%，父母双方患分裂症的子女发病率为39.6%，分裂症患者的同胞发病率为14.4%。并获得与实际调查比较一致的论据。按此模式计算，在精神分裂症患者的群体中有3%左右患者基因型属纯合子(SS)，97%左右患者为杂合子（Ss）。但是此假设没能得到后来更多研究者的支持。

（二）异质性遗传假设

由于精神分裂症的临床表现不同，持异质性遗传假设者认为本病不是一个疾病单元，而可能是一组疾病的症状群，按不同临床表现将其分为典型、中间型、非典型和妄想痴呆。在遗传方式上分别为显性、隐性、中间型和合并型（指父母系均有分裂症遗传史者）。将上述临床表现类型与遗传方式进行分析，探讨相关性。满田（1963）研究虽表现不同临床类型的精神分裂症均倾向于某种遗传方式，但也仅是一种倾向，难以具体说明问题。

（三）多基因遗传假设

Falconer（1965）认为有的疾病的发病是基因和环境相互作用的结果，其效应基因不是单个，而是许多个基因微效的累加作用，他们无显性隐性关系，当个体的患病易患性超过阈值时就发病。此病为多基因遗传疾病，其遗传模式称为多基因遗传的阈值模式。

国外学者 Gottesman 和 Shields（1967）首先应用 Falconer 的阈值理论于精神分裂症的研究，提出本病为多基因遗传，遗传率在45%～106%之间。我国张玉河（1985）、钱得胜（1989）等较多学者的研究也认为本病为多基因遗传，遗传率在80%左右。

赵贵芳等（1989）对 30 年前住院的精神分裂症患者，按 CMA-M-2、DSM-III 诊断标准，重新审定符合的 203 例患者，进行了30年重建性前瞻遗传流行病学病例对照研究，其一级亲属加权平均遗传率为(66.09±3.65)%，一、二级亲属加权平均遗传率为 56.62%。

对有关资料进行分离分析探讨遗传方式，其结果如下：

（1）按常染色体显性遗传的计算公式，估计患病子女的预期值及变量值，再与观察值作χ^2吻合检验，$\chi^2=(O-E)^2/V=38.63$（df = 1），$P<0.05$，两者间有显著差异，故可排除常染色体显性遗传的可能性（见表 4-2）。

表 4-2　患病子代 29 例家系（K=0　P=0.5）

	子代数（S）/每个家系						
	1	2	3	4	5	6	7
家系数	2	3	6	8	3	1	1
子代总数	2	6	18	32	15	6	7
子代患病数	2	3	6	11	5	1	1

（2）按常染色体隐性遗传计算隐性比率P＝0.09158~0.06971，显著小于隐性比率理论的值 0.25。说明其精神分裂症的遗传方式不符合染色体隐性遗传。

（3）其资料男女发病率无差异，可排除伴 Y 染色体及伴 X 染色体连锁隐性遗传。因未收集到父母同患精神分裂症者，经索引组中女患者与正常男性婚配84对家庭中子女发病情况（见

表 4-3)，进行 X 连锁的显性遗传分析：预期值 E =141.185，预期变量值V = 48.7678，观察值O = 259， $\chi^2 = (O - E)^2/V = 284.6217$ (df = 1)，$P < 0.05$，预期值与观察值吻合检验，两者有差异，不支持性连锁显性遗传。

综合分离分析的结果，该资料精神分裂症的遗传方式不符合常染色体显性、隐性及性连锁遗传方式。

表 4-3　女精神分裂症患者 × 正常男性的婚配家系

正常子代数	同胞组（S）/ 家系数							家系总数
	1	2	3	4	5	6	7	
0	2	0	0	0	0	0	0	2
1	12	2	0	0	0	0	0	14
2	0	10	1	1	0	0	0	12
3	0	0	21	3	0	0	0	24
4	0	0	0	15	1	0	0	16
5	0	0	0	0	10	1	0	11
6	0	0	0	0	0	4	1	5
家系总数	14	12	22	19	11	5	1	84
Ns	12	12	22	19	11	5	1	82

为了验证是否是多基因遗传，先按江三多 $Xr = Xg - rh^2g$ 公式论证。对该资料计算多基因遗传预期发病率 (Xr) = 1.675，一级亲属预期发病率qr = 4.7%。该资料一级亲属实际观察值患病率为4.38%， $\chi^2 = 0.05303$，$P > 0.05$，实际观察值与理论值无显著差异。说明精神分裂症符合多基因遗传。

之后，该资料又按照E.Slater区分多基因遗传和不完全外显的单基因显性遗传的分析模式，对资料中符合条件的家系，进行了家系组合分析（见表 4-4)。

表中单侧分布指父 - 父和母 - 母的组合，双侧分布指父 - 母的组合，理论上计算表明凡属多基因遗传时，单侧分布与双侧分布为2:1。因此，可清楚看到该资料精神分裂症可能为多基因遗传。

表 4-4 精神分裂症单双侧分布观察值理论值之比较

	观察值	理论值	
单侧分布	29	29.333	$\chi^2 = 0.2205$
双侧分布	15	14.667	$P > 0.05$
总　　和	44	44	

总之，该研究采用分离分析排除了精神分裂症遗传方式的常染色体显性、隐性及性连锁遗传的可能，而用江三多多基因遗传公式及 E.Slater 的家系组合分析论证，符合多基因遗传方式。

近年来也有学者认为本病遗传方式可能是单个主基因和多基因的混合模式。Mathysse、Kidd（1976）持此观点。牛克珍等（1993）通过对135个高发精神分裂症家系的研究，结果表明：其遗传方式既不符合常染色体单基因显性和隐性遗传，也不符合连锁遗传，而符合多因基遗传。其加权平均遗传率为155.6±2.6%。根据由于在多基因遗传的疾病中，若有一个显性主基因存在时，则所估计的遗传率可以超过100.0%，若有一个隐性主基因存在时，则一级亲属中由同胞发病率估计的遗传率可以高于由父母或子女发病率估计的遗传率，推测本病与存在一个显性主基因导致了易患性变异有关。因此，提出高发精神分裂症的遗传方式为具有一个显性主基因的多基因遗传的假设。

六、精神分裂症基因方面的研究

20世纪80年代以来由于分子遗传学技术的进步，使敏感基因的定位有了可能。

精神分裂症基因方面的研究可分为候选基因和基因扫描两方面的研究。

候选基因研究的优点在于研究具有特定的范围。在精神分裂症候选基因研究中，引起最多关注的候选基因是多巴胺受体基因。这是从抗精神病药物和似精神病药物的药理作用提供的线索。5-羟色胺是另一个研究较多的候选基因。儿茶酚胺氧位甲基转移酶（COMT）因催化儿茶酚胺的氧位甲基化而受到关注。被怀疑为与精神分裂症相关的候选基因还有γ-氨基丁酸(GABA)、谷氨酸、神经营养因子等。

基因扫描方法是在染色体上每隔一段采用一个标记基因，如果连锁，则说明致病或致病相关基因在该标记附近。它弥补了候选基因只限于研究一个未知疾病的致病基因，易漏掉其他致病基因的严重缺陷。

目前，在候选基因和基因的扫描研究方面，所得结果可能相互矛盾。因此，目前多数作者认为寻找控制精神分裂症发病的某一个特定基因几乎不太可能。大量实验研究结果提示，精神分裂症可能是多基因遗传，由若干基因的叠加作用所致。

诸多研究提示：虽然遗传因素对于精神分裂症的发生有重要作用。但是，社会、心理及环境因素，同样有着不可忽视的作用。因此，对精神分裂症的病因及发病机制的阐明，还有待于多学科齐头并举的深入研究。

七、精神分裂症患者患病前后所生子女易患效应

探讨精神分裂症患者患病前后所生子女易患效应，一方面有助于提示遗传在疾病中的作用，另一方面又有助于精神障碍患者的优生。

赵贵芳等（1989）对203例精神分裂症患者的30年后随访调查中的子女资料及患病情况，作了易患效应分析，见表4-5。

从表4-5中可以看出，男女患者所生子女及患病总体，患病前、患病后所生子女的易患效应，差异无显著性（$P > 0.05$）。女患者患病前、患病后所生子女的易患效应，差异也无显著性

表 4-5 精神分裂症患者病前后所生子女易患效应分析

索引病例	病前生子女			病后生子女			P
	人数	患病数	%	人数	患病数	%	
男	180	4	2.22	200	12	6.50	< 0.05
女	172	8	4.65	101	4	3.90	> 0.05
合计	352	12	3.4	301	17	5.65	> 0.05

(P > 0.05)。只是男患者患病前、患病后所生子女的易患效应，差异有显著性（P < 0.05），病后所生子女的易患效应较病前所生子女的易患效应明显，且病后所生子代的发病，84.62%为其父代在发病期间或复发期间授孕所生。此结果是遗传因素的作用还是环境因素的缘故，尚需进一步探讨。不过总之提示，男性精神分裂症患者发病期间或复发期间不宜授孕，采取有效的避孕措施为佳。

林治光等（1991）收集了59例高发精神分裂症家系，对亲代患病前后所生子女的易患效应作了统计比较，结果均表明子代患病几率是相等的，提示精神分裂症患者子女患病风险率与其父母发病前后所生无关。从理论上推导认为：尽管精神分裂症的病因极为复杂，有关疾病的遗传方式尚在探索中，但它终究有遗传的物质基础，作为这一物质基础的基因成分，通过性细胞染色体分配与重组，由父母随机地传递给子代，所以患者子女得到疾病基因的几率应该是同等的，至于父母发病的先后，只是由于基因表达的时间不同，因为疾病基因还须有环境因素的修饰才致表现。因此，即使父母携带着精神分裂症的有关基因，也要在一定的外部环境作用下才能表达，在其基因表达之前（即父母患病之前），其生育的子女，同样可以得到该疾病基因。

上述研究结果的差异，可能与样本不同有关，前一个研究是横向（203例）及纵向（30年），后一个样本为单一横向研究。

八、精神分裂症患病与胎次的关系

赵贵芳等（1992）采用单因素分析、比数比例（OR）、Haldne 和 Smith 法计算，对 26 对亲 - 子代产次关系对比研究，均提示产次与精神分裂症的发生有密切关系。研究组与对照组产次发病相对危险性 OR 表明第 4、5 产次，发生精神分裂症的危险性分别是第 1 产次的 3.1 倍和 5.04 倍。说明产次越高，患精神分裂症的风险越大。这种现象是否随父母年龄增高，影响生殖细胞发育及受精卵的质量，从而使遗传因素在疾病发生中的作用增加，或更有利于致病基因的表达，以及是否与家庭环境如在生活照顾、营养、受教育机会等方面有关，均有待于进一步研究。不过本研究结果与我国计划生育国策不谋而合，说明精神分裂症患者更应生育一胎为佳。

九、精神分裂症患者遗传与婚育意见

鉴于上述精神分裂症发病的遗传与相关因素比较复杂，故婚育意见也因之复杂。为此，我们从婚育保健技术的角度，将在以下几章中予以介绍。

第三节 情感性精神障碍的遗传与婚育

情感性精神障碍的病因和发病机理尚未清楚。但是，迄今为止的遗传学研究，可以肯定地说在情感性精神障碍的发病中，遗传学因素具有重要作用。遗传学影响的作用方式十分复杂。不同疾病类型遗传影响也不同，如双相障碍的遗传因素影响较抑郁症为大。心理社会因素在情感性精神障碍发病中也起着重要甚至决定性作用。因此，不可能只用遗传学一种因素来解释情感性精神障碍的发生。

本症的首发年龄以 16 ~ 25 岁最多，26 ~ 35 岁次之。一般抑郁症发病年龄较早。女性发病较男性早且多。双相障碍发病

年龄较单相为早。赵靖平等（1991）报道首次发病年龄，双相型为23.9 ± 9.5岁，单相型为29.2 ± 10.8岁。赵贵芳等（1994）研究，平均发病年龄24.39 ± 7.21岁，男女差异无显著性（$P > 0.05$），双相障碍平均发病率年龄为23.13 ± 5.98岁，单相抑郁障碍平均为25.67 ± 6.34岁。总之，情感性精神障碍患者发病绝大多数在婚育期。为此，患者及家属迫切了解有关遗传因素与婚育的相关问题是可以理解，而且也是应该的。

情感性精神障碍发生与遗传因素有密切关系的研究，主要来自以下几个方面。

一、情感性精神障碍的家系调查

（一）情感性精神障碍家族患病情况

本病家族患病情况表明遗传效应是相当明显的。有关家族史的资料报告差别很大：西安于清汉（1958）报道遗传史为6%；上海徐韬园（1959）报道为29%；南京鲁荣光（1964）报道为23.2%；上海夏镇夷（1979）报道为41.8%；武汉邝培桂（1985）报道为47.7%；山东张玉河等（1986）报道为52.1%；赵亚忠等（1986）报道全国12地区资料为41.4%。赵贵芳等（1994）报道102例情感性精神障碍遗传效应30年纵向研究，其中各类精神障碍家族史阳性共占58.82%（60/102），男先证者各类精神障碍家族史阳性者为50.72%（35/69），女先证者各类精神障碍家族史阳性者为75.76%（25/33），男女家族史阳性差异显著（$P < 0.05$）。说明女性先证者家族精神疾病阳性率高于男性先证者。在阳性家族史中，情感性精神障碍同病一致率为85%，占总例数的50%。换言之，情感性精神障碍的家族中，半数有同患情感性精神障碍者。

造成上述不同时期家族史资料悬殊的原因，主要是诊断标准的不统一及研究方法的问题。当然，也可能存有地区的差异及发病率上升的原因。近年来诊断标准基本统一，所以家族史资料也比较接近。总起来看，情感性精神障碍的家族遗传史的比率高于精神分裂症。

情感性精神障碍患者的亲属中，发病率大大高于群体的发病率，而且亲缘关系越近，发病率越高。赵贵芳等（1994）对102例情感性精神障碍患者进行30年遗传流行病学病例对照研究，共调查一级亲属818人，二级亲属4080人，其亲属患病率与对照组比较，不论总患病率，还是情感性精神障碍患病率，差异均有极显著性（$P < 0.001$），见表4-6。

表4-6显示研究组各级各代与对照组比较，不论总患病率，还是情感性精神障碍患病率，差异均有极显著性（$P < 0.001$），支持遗传病因论。

表4-7为一、二级亲属与对照组患病谱，显示一级亲属情感性精神障碍患病比二级亲属趋向集中，同时还显示各级亲属内所患精神疾病谱离散度较大。

自1959年Leonhard将情感性精神障碍划分为单相、双相型之后，许多学者从遗传背景上进行了大量的研究工作，表明双相型先证者亲属中情感性精神障碍发病率明显高于单相型亲属的发病率。同时还表明，双相型先证者的一级亲属中，可以出现双相和单相型的患者，而单相型先证者的一级亲属中，主要出现单相型的患者。1985年Winokur研究不仅发现单相型先证者的父母和同胞中患情感性精神障碍的比率高于双相型先证者的父母和同胞的患病率，而且双相型的亲属中，男性和女性患病率无差异，单相型的亲属中女性患病率高于男性。

夏镇夷等（1980）研究704例情感性精神障碍患者，其中双相320例，有精神病家族史者占45.90%（147/320），单相（躁狂+忧郁）384例，有精神病家族史者占38.30%（147/384），经统计学处理显示双相型的家族史较单相明显（$P < 0.05$）。

赵靖平等（1991）研究200例情感性精神障碍患者，其一

表 4-6　一、二级亲属与对照组患病情况比较

	一级亲属				二级亲属	对照组			
	父母	同胞	子女	合计		父母	同胞	子女	合计
人数	204	328	286	818	4080	408	511	657	1576
总患病例数	20	35	34	89	35	0	1	6	7
总患病率（%）	9.8	10.67	11.89	10.88	0.86	0	0.2	0.91	0.44
情感性障碍例数	15	27	27	69	27	0	0	1	1
情感性障碍患病率（%）	7.35	8.23	9.44	8.44	0.66	0	0	0.15	0.06

表 4-7　亲属对照组患病谱

病种	一级亲属（n = 818）			二级亲属（n = 4080）			对照组（n = 1576）		
	例数	患病率 %	构成比（%）	例数	患病率 %	构成比（%）	例数	患病率 %	构成比（%）
情感性精神障碍	69	8.44	77.53	27	0.66	77.14	1	0.06	14.29
精神分裂症	5	0.61	5.62	1	0.025	2.86	2	0.12	28.57
其他	8	0.9	8.99	4	0.098	11.43	3	0.19	42.86
神经症	7	0.86	7.86	3	0.074	8.57	1	0.06	14.28
合计	89	10.88	100.0	35	0.86	100.0	7	0.44	100.0

级亲属中有精神病家族史的双相型为8.1%，40例单相抑郁中无一例有阳性家族史者($P < 0.01$)，显示双相型比单相型有更明显的遗传倾向。

赵贵芳等（1994）对83例符合CCMD-2、ICD-9诊断标准，经SADS重新审定再诊断的情感性精神障碍患者30年分型随访研究，结果双相型有精神疾病家族史者占66.67%（42/63），单相型（躁狂+忧郁）有精神疾病家族史者占55%（11/20），从百分率看支持双相型较单相型遗传倾向明显，但统计学处理差异未见显著性（$P > 0.05$）。

总之，从情感性精神障碍家族患病的分析研究，说明遗传因素在情感性精神障碍的病因中，具有相当重要的作用，而且家族的同病一致性及聚集性相当明显，其发生率随血缘关系接近而升高，并且显示一级亲属情感性精神障碍比二级更趋向集中，各级亲属内所患精神疾病谱离散度也较大。

（二）情感性精神障碍患者患病对子女的影响

关于情感性精神障碍患者患病对子女的影响，赵贵芳等（1994）对情感性精神障碍30年遗传流行病学病例对照研究中，父亲患病的家系为69例，母亲患病家系33例，分别从父方患病、母方患病及父母任一方患病三方面及其发病前后孕育所生子女等影响作了比较研究。

1．父方患病对子女的影响　在69例父方患病的家系中，共生育子女202人，患病16人，占7.92%；其中生育儿子96人，患病6人，占6.25%；生育女儿106人，患病10人，占9.43%。统计学处理父方患病所生儿子、女儿患病差异无显著性（$\chi^2 = 0.7002$，$P > 0.05$)。对病前、病后所生子女患病情况进行比较，亦未见明显差异（见表4-8，表中MD示情感性精神障碍，下同)。

2．母方患病对子女的影响　在母方患病的33例家系中，共生育子女76人，有10人患病，占13.16%；其中生育儿子36

表 4-8 父方患病（MD）发病前后所生子女的比较

	病前所生子女		合计	病后所生子女		合计	χ^2	P
	正常	MD		正常	MD			
	频数（%）	频数（%）		频数（%）	频数（%）			
儿子	30（93.75）	2（6.25）	32	60（93.75）	4（6.25）	64	0	>0.05
女儿	31（91.18）	3（8.82）	34	65（90.28）	7（9.72）	72	0218	>0.05
合计	61（92.24）	5（7.58）	66	125（91.91）	11（8.09）	136	0.016	>0.05

表 4-9 母方患病（MD）发病前后所生子女比较

	病前所生子女		合计	病后所生子女		合计	χ^2	P
	正常	MD		正常	MD			
	频数（%）	频数（%）		频数（%）	频数（%）			
儿子	4（100）	0（0）	4	26（81.25）	6（18.75）	32		0.5865*
女儿	13（86.67）	2（13.33）	15	23（92.00）	2（8.00）	25	0	1**
合计	17（89.47）	2（10.53）	19	49（85.96）	8（14.04）	57	0	1**

*精确概率法； **矫正χ^2检验

人，有 6 人患病，占 16.67%；生育女儿 40 人，有 4 人患病，占10.0%。母方患病所生儿子、女儿患病差异未见显著性（$\chi^2=0.737$，$P>0.05$）。病前病后所生子女患病差异亦未见显著性（见表 4-9）。

3．父方与母方患病对子女总体影响　其所生子女的患病总体分析及患病前后所生子女患病分析均未见差异显著性（$P>0.05$）（表 4-10）。

上述研究结果说明情感性精神障碍患者发病前后所生子女的患病几率是相同的。换言之，情感性精神障碍患者的子女发病，与其父母患病前后所生无相关性。其原因可能是：基因是遗传的物质基础，并决定遗传的性状，它通过性细胞染色体的分配与重组，父母随机地传递给子代，所以患者子女得到疾病基因的几率应该是同等的。父母在发病前和发病后，其携带的疾病基因是固定的。因此不论病前还是病后所生子女，都同样可以得到该疾病基因，与父母发病先后所生无关，父母发病先后所生子女的发病，只是基因表达的时间不同而已，其表达还受环境的影响。

该研究子女情感性精神障碍的患病率为 9.44%，是群体患病率（山东省情感性精神障碍患病率为0.46%）的205倍。也就是说情感性精神障碍患者子女患情感性精神障碍的风险，比正常人群患情感性精神障碍的风险高 205 倍。从而可见遗传作用在本症发病中的重要性。

4．发病与胎次、父母育（孕）龄的效应关系　在分析情感性精神障碍的发生与胎次、父母育（孕）龄的效应时，张仁惠等（1993）及鲁德明等（1993）均发现父母育（孕）龄越大，胎次越高，患病风险越大。赵贵芳等（1994）研究，不但再次证实上述研究结果，同时又发现：胎次、父母育（孕）龄效应，女性较男性更明显，家族史阳性者情感性精神障碍发生与胎

表 4-10 父母任一方患 MD 发病前后所生子女的比较

	病前所生子女		合计	病后所生子女		合计	χ^2	P
	正常	MD		正常	MD			
	频数（%）	频数（%）		频数（%）	频数（%）			
儿子	34（94.14）	2（5.56）	36	86（89.58）	10（10.42）	96	0.7486	>0.05
女儿	44（89.80）	5（10.20）	49	88（90.72）	9（9.28）	97	0.0322	>0.05
合计	78（91.76）	7（8.24）	85	174（90.16）	19（9.84）	193	0.1803	>0.05

次、父母育（孕）龄呈正相关效应，具有非常显著性，而家族史阴性者不具显著性。

关于性格与情感性精神障碍发生的关系，早在希波克拉底就曾根据四种体液学说，认为忧郁症为黑胆汁过多。Kretchmer提出气质—体型—疾病相关学说，认为本病多见于某些好交际、开朗、好动、兴趣广泛、容易过于喜悦或过于忧郁的人，即所谓循环性气质。巴甫洛夫认为躁郁症容易发生于强而不均衡神经类型的人，因为这种人抑制过程弱而兴奋过程占优势，在某些不良的机体条件下，可能发生躁狂抑郁性精神障碍。鲁德明等（1993）在分析情感性精神障碍发病危险因素的病例对照研究时，在 a = 0.25 水平上内向性个性因子被选入。因此认为内向个性者，沉默寡言，少与人深交，常缺少知心好友，即使在家庭中也少感情交流。同时，内向个性者常不易适应刺激，多厌恶和回避刺激，这种人在遭遇生活事件或患躯体疾病后，表现为不易耐受和应付不佳及社会支持不足，容易导致心理活动紊乱而发生情感性精神障碍。赵贵芳等（1994）在探讨父母性格、本人性格、家族史、胎次、发病季节及出生季节等因素与情感性精神障碍发病关系时，使用 Logistic 回归及判别分析法，进行多因素分析，均只选入家族史、胎次两个因素，期望了解性格与发病关系，未得到肯定结果。

（三）情感性精神障碍的遗传率

情感性精神障碍的遗传率，由于研究方法、诊断标准、样本选取及时间不同，因此研究的结果存在着较大的差异。邝培桂（1985）对132例躁郁症临床分析，其遗传率为54.8%。张玉河等（1986）对山东省长山列岛和掖县进行精神疾病流行学调查，查出96例情感性精神障碍家系，其平均遗传率为（85.59±4.22)%。祁曙光等（1993）对双相情感障碍自杀的遗传学进行分析，自杀自伤遗传率为（59.1±2.0)%；单相抑郁症自杀行为的加权平均遗传率为（70.16 ± 0.79)%（2004)，提示单相抑郁症自杀行为的遗传影响程度较双相情感障碍更明显。

赵贵芳等（1994）对102例情感性精神障碍患者30年遗传流行病学病例对照研究，其资料根据Falconer估计阈值性状遗传率的公式：$b = (xg - xr)/ag$ 和 $h^2 = b/r$ 计算遗传率，并以 $vb = (1/a)^2 g(P/a^2 A)ra$ 和 $\frac{1}{r}\sqrt{vb}$ 计算遗传率的标准误,结果其加权平均遗传率为（106.29 ± 2.38)%。各级亲属遗传率及标准详见表4-11。

在上述102例情感性精神障碍30年遗传流行病学病例对照研究中，有22个高发情感性障碍家系（高发家系标准见本章第二节)，用Falconer估计阈值性状遗传率的公式估算其遗传率，结果加权平均遗传率为（150.68 ± 14.79)%，与16个协作单位组成的情感性精神障碍遗传研究的报告中（1994)，35个高发情感性精神障碍的加权平均遗传率151.05%基本一致。

情感性精神障碍的家系调查结果比较一致。双相障碍的遗传率也较高，表现在50%的双相障碍患者的双亲至少有一位患有情感障碍。如果双亲中有一位患双相障碍，其子女发生情感障碍的几率为25%；而如果双亲均有双相障碍，其子女发生情感障碍的几率则增到50% ～ 75%。

综合上述各项研究说明本病的发病遗传效应显著，高发家系更显著。支持本病病因的遗传学说。

二、情感性精神障碍双生儿研究的证据

情感性精神障碍双生儿研究最早开始于1928年（Luxenburger)，此后各国学者都开展了大量研究工作，其研究结果均较为一致，结论是情感性精神障碍的单合子双生儿同病一致率，显著高于双合子双生儿，支持情感性精神障碍病因中的遗传效应说。江三多总结国外10位学者的11份资料，每份资料均显示MZ的同病一致率高于DZ。MZ的同病一致率变化范围在25% ～ 93%，平均为66.8%。DZ的同病一致率变化范围在

表 4-11　估计各级亲属遗传率及标准误

	调查人数	情感性障碍例数%	q	xg	xr	ag	ar	b	vb	$\sqrt{vb}$	$h^2 \pm sh^2$%
群体	88822	41	0.04	63.291	——	3.544	——				
一级亲属	818	69	8.44	——	1.379	——	1.836	0.538	0.00031	0.0176	107.59 ± 3.53
父母	204	15	7.35	——	1.447	——	1.893	0.519	0.00136	0.036	103.77 ± 7.39
同胞	328	27	8.23	——	1.392	——	1.847	0.534	0.00078	0.028	106.87 ± 5.62
子女	286	27	9.44	——	1.317	——	1.784	0.555	0.00083	0.029	111.09 ± 5.78
二级亲属	4048	27	0.66	——	2.478	——	2.803	0.228	0.00037	0.0196	91.2 ± 7.72

0～38.5%之间，平均为15.6%。其结果有力地证实情感性精神障碍病因中存在遗传因素。

为了探讨情感性精神障碍单双相型的遗传背景，近年来双生儿研究是围绕区分单相型和双相型进行的。Bertelsen 等（1977）收集情感性精神障碍双生儿 107 对，其中 MZ 55 对，DZ 52 对，分析同病一致率的结果表明：①无论是单相型还是双相型，MZ同病一致率均高于DZ，支持遗传病因学。②在MZ双生儿中，双相型同病一致率（25.4%）高于单相型（20.0%）；DZ双生儿中，单双相型的同病一致率无差异，表明双相型中遗传效应高于单相型。③ MZ 双生儿中非同一情感性疾病类型的同病一致率（12.7%）低于同一疾病类型的同病一致率（20.0%和25.4%）。说明单双相型的遗传背景不同。④非同病一致率的比较是 DZ 大于 MZ，而且单相先证者 MZ 和 DZ 的非同病一致率差异小，双相先证者的MZ和DZ的非同病一致率差异大。表明双相型比单相型具有更明显的遗传效应。

为了排除环境因素对双生儿同病一致率的影响，Price（1968）选择12对自幼年早期就分居生活的MZ，结果尽管早年生活环境有所差异，还是有8对同患情感性精神障碍，同病一致率为67%，与分开抚养的MZ的同病一致率无差异，进一步证实在情感性精神障碍发生中，遗传效应比环境效应更为重要。

我国有关情感性精神障碍的双生儿研究，仅见个案报告，尚未见专题研究，大概由于病例收集较困难的缘故吧！不过，几篇双生儿个案报告，也反映出同病一致性，同时还表现在发病、临床表现、治疗、转归等呈“镜像相似性”。我国有着良好的协作关系，相信情感性精神障碍双生儿研究，随着资料的不断积累会深入开展下去的！

三、情感性精神障碍寄养子研究的证据

情感性精神障碍寄养子研究报道不多，国内尚未见报道。

Merdlewicz和Rainer（1977）报告调查比利时29例确诊为双相型情感性精神障碍的寄养子，他们在出生后平均5.2个月离开亲生父母而寄养于其他家庭，调查结果发现该患病寄养子的亲生父母患双相情感性精神障碍的患病率是寄养父母的2.5倍。与非寄养的双相型情感性精神障碍患者生身父母患病率一致。而正常寄养子的生身父母患情感性精神障碍的几率较低。所得结果有力地说明遗传因素在情感性精神障碍病因中的重要性。

Kety等（1968）分析71例情感性精神障碍养子的生身父母和寄养父母自杀这一情感性精神障碍常发生的倾向及行为，并与正常寄养子生身父母和寄养父母作对照，结果表明患病寄养子生身父母的亲属成员中的自杀率显著高于对照组。从而间接支持情感性精神障碍的发生有明显遗传效应。

四、情感性精神障碍的生物学标志研究

情感性精神障碍的生物学标志研究，与精神分裂症一样，目的在于希望通过探索获得一种生物学标志与疾病存在着非随机的联系，然后通过这种标志的测定与观察，达到辅助诊断疾病，预测子代患病风险，以及探讨疾病病因的目的。

国内外学者对情感性精神障碍的生物学标志研究做了不少工作，也提出了一些假设，但仍需进行深入研究。

（一）HLA 抗原的研究

情感性精神障碍HLA抗原的研究，主要是进行情感性精神障碍与 HLA 抗原的关联和连锁分析。所谓关联就是从群体角度，指一个性状和一种疾病之间非随机的联系；而连锁则是从家系角度，指一个性状的基因与另一疾病基因在同一条染色体上呈连锁关系。

近年来，组织相容性抗原HLA的研究不断深化，并以其独特的多态性而广泛应用于情感性精神障碍的关联研究。1975年Bennakum 首先报道 12 例情感性精神障碍的 HLA 抗原的分布，

继之后各国学者先后发表了较多的报告，但其结果与精神分裂症的研究结果一样不一致，检测的 32 种特异性 HLA 抗原，均未见对情感性精神障碍分布的特异性。国内首先由江三多（1981）等开始研究，对 42 例双相型情感性精神障碍与 128 名正常人对照，共检测 22 种特异性 HLA 抗原，表明具有 A_9、B_8 抗原的人容易患双相情感性精神障碍，而具有B_{16}抗原的人不易患此病。但此结论尚需深入、重复研究证实。

关于HLA抗原的连锁分析，Smeraldi等的工作较显著，1978年他们应用同胞对法分析情感性精神障碍与 HLA 抗原的连锁关系，发现均患病的同胞对中，具有相同 HLA 单倍型的观察值比随机的预期值为高。1981年他们研究的同胞对资料中，显示相同的双相型疾病的分布曲线，提示染色体上 HLA 区域邻近的遗传物质（DNA），是包含有易患情感性精神障碍的座位。1981年他们还发现同胞对中 HLA 单倍型分布的预期值与观察值间无显著性差异。支持情感性疾病的易患基因座位与HLA单倍型相连锁。

但是Targnm等（1979）的工作，未见情感性精神障碍和HLA有连锁的证据。Weitkamp 等（1981）分析 HLA 与单相型抑郁症也未见连锁关系。

总之，HLA 抗原不论关联研究还是连锁分析，均未获得HLA抗原与情感性精神障碍在遗传上联系的定论，仍需今后进一步深入研究。

（二）红细胞血型的研究

情感性精神障碍的红细胞血型研究，主要是进行与ABO血型的关联分析，也是有关情感性精神障碍关联分析的最早的工作。多数报告认为双相型情感性精神障碍与“O”血型有关联，也有认为与“B”血型有关联的。尚无肯定意义的结论。

（三）氟美松抑制试验

氟美松抑制试验（DST）的原理是正常人服氟美松后，通过负反馈机制抑制肾上腺皮质激素分泌，而抑郁症患者则是血浆皮质醇浓度升高，能抵制氟美松的抑制作用。所以抑郁症患者服用氟美松后血浆皮质醇浓度较正常人和其他精神障碍患者为高。基于本原理Stoker，Carroll首先将DST用于抑郁症诊断。此后，Carroll（1981）建立了DST的标准化程序。有关DST国外开展了大量工作。国内 1984 ～ 1985 年先后由谢光荣等、谭明刚等、沈其杰等、顾牛范等、周东丰等、范孟浩等，进行了 DST 的研究。

综合国内外DST的研究，大多数研究结果显示，抑郁症患者的 DST 阳性率较高，并认为由此可以作为辅助诊断。但是，时过10年仍未被临床采用，其重要原因可能是阳性率偏低，作为原发性抑郁症生物学诊断指标仍不够理想。江三多指出，如果深入开展抑郁症患者的父母、同胞和子女的DST研究，探索DST是否可作为预测子女患抑郁症的指标，也许同样有重要意义。

（四）染色体的研究

关于情感性精神障碍患者的染色体数目和结构，与精神分裂症一样，目前尚未发现畸变。

江三多等（1981）首先将银染核仁形成区（nueleotus organizer regions，NOR）的分析技术，应用于双相情感性精神障碍，研究结果 Ag-NOR 数在患者组与正常人组有差异，说明双相型情感性精神障碍患者的 18-28S 的核糖体 RNA 转录基因活性低于正常人。Ag-AA指标说明患者此基因的活性强度也比正常人低。

汤锐等（1984）的NOR分析结果，除支持上述江三多的研究结论外，还显示患者的基因活性水平可能与病情有关，随病情缓解其 18-28S 基因活性可以提高。

但是牟庶华等（1986）观察10例抑郁症患者的Ag-NOR和Ag-AA 的频率，与上述结果相反。

因此说，情感性精神障碍的银染核仁形成区的研究，尚有待进一步探讨。

（五）基因连锁研究

情感性精神障碍的DNA分析，采用最新的限制性酶切片长度多态性（RFLP）技术，对特定基因或基因标记与情感性精神障碍进行有益的探索。不少研究者报道与情感性精神障碍，尤其是双相障碍相关联的遗传标记有第5、11和X染色体。但是，这些研究有些只是孤立的单个报道，有些被后来的研究重复出来，有些则在以后的研究中未能被重复出来。如Egeland等首先提出与11号染色体上遗传标记的连锁分析，Robertson（1987）给予支持，Leboyer(1990)也提供佐证。但Hodgkinson（1987）、Sevilla（1987）、Neiswanger（1990）反对与基因紧密连锁。Nothen、Korner（1990）也支持无关的结论。迄今，还没有一项研究成果能够被重复验证。X染色体与双相精神障碍的连锁研究结果与此基本相同。认为X染色体上含有色盲基因和葡萄糖-6-磷酸水解基因，因为这两种疾病都是X-连锁遗传性疾病，而有的研究发现双相障碍与此两种基因存在连锁，故认为双相障碍与X染色体有关联。然而，另外的一些研究则否定了这种结果。这种连锁可能仅存在于一部分（而不可能是大部分）的患者中。

据此目前研究，尚不能证实情感性精神障碍发病的基因病因说。因此，在解释基因连锁研究结果时应持慎重态度。

五、情感性精神障碍遗传方式的研究

尽管双生儿研究、寄养子研究、群体遗传流行病学的研究都支持情感性精神障碍的病因中遗传因素占有重要地位，但是其遗传方式与精神分裂症一样，迄今尚未清楚。目前对情感性精神障碍遗传方式的假说有如下几种。

（一）常染色体单基因显性遗传说

本假说由Rüdin于1926年提出，后获Kallmann、Stensteds支持。其理由是：①家系中有连续几代出现患者；②男女均患病；③患病先证者的父母同胞和子女的发病率几乎是接近的；④近亲婚配家庭的子女发病率不比群体发病率高。

（二）X连锁显性遗传说

此假说首先由Rosomoff（1934）提出，以后Reick等（1969）和Meudelwicz等（1979）的观察材料，论证情感性精神障碍可能是由位于X染色体上的显性基因所引起。其证据：①通过对检索病例（先证者）家族成员所作的调查，发现其中情感性精神障碍患者，女性为男性的两倍，且母亲传给儿子的机会大大多于父亲传给儿子的机会；②发现一些情感性精神障碍患者的家族中，情感性精神障碍总是和色盲在同一个患者身上同时存在(连锁现象)，而色盲已知是由位于X染色体上的隐性基因所引起的。因此推论，引起情感性精神障碍的基因也位于X染色体上。从而认为本症为X连锁显性遗传。

但是上述的证据被后来研究者们提出了挑战性的资料。首先在患病者性比上，发现女性患者不一定两倍于男性患者，女性略高于男性，甚至有的资料中男性高于女性。并认为女性高的原因，一是妇女患病后容易引起注意和入院治疗；二是男子自杀率比女子高的缘故。Slatar和Cowie（1971）按照X连锁显性遗传规律，推算理论上的性比与实际调查性比，资料并不十分一致，与该遗传假设也发生矛盾。另外在家系调查方面，发现有父亲和儿子同患情感性精神障碍者，这种现象难以用X连锁显性遗传解释。

所以，情感性精神障碍的X连锁显性遗传的假设还存在着许多问题，有待进一步探讨。

（三）异质性遗传说

异质性遗传假设的观点，是把情感性精神障碍看作一组症状群，由许多遗传方式不同的疾病单元组成，如单相和双相情感性精神障碍各有不同遗传基础，从而遗传方式也不同。但持此观点者较少。

（四）多基因遗传说

情感性精神障碍的遗传方式，目前多数学者认为，可能是一种多基因遗传，如 Slater 和 Tsuang（1968）、Perris（1971）、张玉河等（1986）。

赵贵芳等（1994）对 102 例情感性精神障碍患者的家系，进行了30年回顾性前瞻遗传流行病学调查，对其家系资料首先进行分离分析：

假定情感性精神障碍为常染色体显性基因决定，则患者与正常人婚配后所生育的子女患病数与正常数之比为1:1。将预期值与观察值之间作x^2吻合性检验，若无显著差异，则说明假设成立；若有显著性差异，则说明本病不是常染色体显性基因决定。因为本病在群体中属低频率性状的一种与遗传因素密切的疾病，故采用低频率性状的显性分离法中的单一选择法计算处理，资料见表4-12。结果$x^2 = 17.163$，$P < 0.0l$，$af = 1$。显示预期值和观察值之间的吻合测验有显著性差异，故不支持本病由常染色体显性遗传可能性的假设。

表 4-12　父母一方有病，另一方正常（19 例）子女患病构成

	子代数（S）/每个家系						合计
	1	2	3	4	5	6	
家系数	1	4	5	4	2	3	19
子代总数	1	8	15	16	10	18	87
子代患病总数	1	4	5	8	3	8	29

将调查资料采用同胞校正法进行分析，看是否符合常染色体隐性遗传。根据稀少的常染色体隐性遗传疾病，其父母为基

因携带者，家系资料往往由一个或两个有病子女作先证者，将收集到的大量资料累积起来估计，获得的分离率较接近预期的比率（0.25）则符合，若差异显著则说明不符合。公式P = P－N/T－N，式中P = 隐性比率，R = 所有家系中的有病同胞总数 = 29；T = 所有家系中同胞总和 = 87；N = 家系总数 = 19，故P = 0.147。用公式Se = $\sqrt{PQ/T-N}$ = 0.00184，校正后P' = P ± Se = 0.14516 ~ 0.14884，比理论值 P = 0.25 小得多。说明该资料不符合常染色体隐性遗传。

该资料中发病者有男有女，故可排除性连锁中伴 Y 遗传。该资料父亲患病母亲正常的家系中，共生育儿子17人，女儿26人，其中患病者儿子7例，女儿11例。不符合X连锁显性遗传其儿子应全部正常、女儿全部患病的传递方式，故可排除伴 X 显性遗传。该资料母亲患病父亲正常的家系中，共生育儿子12人，其中患病者6例，也不符合X连锁隐性遗传儿子应全部患病的理论，故也可排除伴 X 隐性遗传。

为了进一步验证是否符合多基因遗传，采用江三多估计阈值性状中各级亲属预期发病率的公式：$Xr = Xg - rh^2ag$，求得本组一、二级亲属预期发病率分别为8.1%和0.95%，与实际发病率 8.44% 和 0.66% 比较，均无显著性差异（$P > 0.05$）。表明本组资料符合多基因遗传。

为了再次验证，他们采用E．Slater（1966）区分单基因和多基因遗传的计算模式，这种模式基于分析家系中除先证者外的其他病例分布于父系或母系中的差异。按照模式要求尽量收集二、三级或更远亲族中的患病者及高发家系资料，将资料进行统计组合设：(父－父)＋(母－母) = 单侧分布；父－母＝双侧分布。按 n(n － 1)/ 2 公式进行组合计算。理论上计算表明凡属多基因遗传时，单侧分布与双侧分布为2:1。该资料家系组合分析见表4-13及表4-14，表明单侧分布与双侧分布预期值与理论值χ^2吻合测验无显著性差异，即单侧分布:双侧分布= 2:1，支持多基因遗传假说。

表 4-13　情感性精神障碍家系组合分布（12 例）

编号	亲族								总和		组合		
	父系				母系								
	1	2a	2b	3	1	2a	2b	3	父系	母系	父-父	父-母	母-母
1	1	·	1	1	·	·	·	·	3	·	3	·	·
2	·	·	·	·	1	·	1	·	·	2	·	·	$1^{(2)}$
3	·	·	1	3	·	·	·	·	4	·	$6^{(4)}$	·	·
4	·	·	·	·	·	·	1	1	·	2	·	·	$1^{(2)}$
5	·	·	1	·	·	·	·	1	1	1	·	$1^{(2)}$	·
6	·	·	·	1	·	·	1	·	1	1	·	$1^{(2)}$	·
7	·	·	·	·	·	·	·	3	·	3	·	·	3
8	1	·	·	·	·	·	1	·	1	1	·	$1^{(2)}$	·
9	1	·	·	1	·	·	·	·	2	·	$1^{(2)}$	·	·
10	·	·	1	·	1	·	·	·	1	1	·	$1^{(2)}$	·
11	1	1	·	·	·	1	·	·	2	1	1	2	·
12	·	1	·	1	·	·	·	·	2	·	$1^{(2)}$	·	·
合计	4	2	4	7	2	1	4	5	17	12	$12^{(12)}$	$6^{(10)}$	$5^{(7)}$

注：1 为先证者父母患病，2a（外）祖父母患病，2b 叔伯姑舅姨患病，3 堂表兄妹患病。

表 4-14　单侧分布和双侧分布的 χ^2 吻合测验

	观察值	理论值	χ^2 检验
单侧分布	19	19.33	$\chi^2 = 0.0345$
双侧分布	10	9.67	$P > 0.05$
总　和	29	29	

根据该研究其加权平均遗传率为（106.29 ± 2.38）% 的结果，结合上述分离分析及多基因阈值理论分析，赵贵芳等认

为，情感性精神障碍遗传方式可能是一具有一个显性主基因的多基因遗传。对资料中符合高发家系的资料经过分离分析及多基因阈值理论分析，加权平均遗传率为（150.68±14.79)%，同样显示遗传方式可能是一具有一个显性主基因的多基因遗传。与情感性精神障碍遗传研究协作组所得高发家系情感性精神障碍加权平均遗传率151.05%基本一致，同样认为本病在多基因遗传的基础上存在一个显性的主基因。

祁曙光等（2004）对单相抑郁症自杀行为的遗传效应进行研究，认为其遗传方式符合多基因遗传。

六、情感性精神障碍遗传与婚育意见

遗传因素在情感性精神障碍的发病中起着重要作用。但是，采用单一遗传来解释情感性精神障碍尤其是抑郁症的病因，显然不能令人满意。一般认为，遗传因素在情感性精神障碍的发生中，可能导致一种易感素质，而出现某种神经递质系统或其他生理功能的不稳定。而具备这种易感素质的人，在一定环境因素的促发下发病。较为易感的人在较轻（或弱）的环境因素影响下即可发病，而较不易感的人在较重（或强）的环境因素影响下方可发病。易感素质并不一定完全来自遗传，也并非全或无的存在，而是呈现一种过渡状态，人的经历和日常生活的影响不可忽视。

研究认为，遗传因素对双相情感精神障碍影响较大，而环境因素对抑郁症的发生作用更为重要。

第四节 偏执性精神障碍的遗传与婚育

偏执性精神障碍的发病原因尚不明了，属于内因性精神障碍。

关于遗传因素在偏执性精神障碍发病中的作用，Krafft-

Ebing和Kolle均认为偏执性精神障碍有遗传倾向。但也有持相反意见者。因此，遗传因素在偏执性精神障碍发病中的影响有待进一步探索。

第五节 器质性精神障碍、精神活性物质所致精神障碍的遗传与婚育

器质性精神障碍、精神活性物质所致精神障碍，虽属重型精神障碍之范畴，但这些疾病的发病均非遗传因素所致。因此，单从遗传角度来说，对后代无影响。从婚育考虑更应重视临床病情及药物治疗，故亦属母婴保健之列。

附一、精神分裂症的遗传咨询表

查富树等（1988）根据全国15省市精神分裂症遗传流行病学资料，基于多基因理论，由上海交通大学张华宋采用电脑技术制备了下列精神分裂症遗传咨询表。

根据咨询表可估计各种情况下子女的患病风险。表中父母患病人数：0、1和2表示父母双方正常、其中1人患分裂症和双方均患此症；患病同胞数和正常同胞数：0、1和2分别表示被咨询者的同胞中患病和正常人数；（外）祖父母一项中正常人数和患病人数表示4名（外）祖父母中患者和正常者的分布。

举例说明该表具体使用方法：

咨询者问：儿子患分裂症，媳妇正常，自己老夫妻均正常，媳妇之父正常，其母患分裂症，问儿子婚后生育第一个孩子可能患分裂症的机会是多少？

答：未来孩子的父母患病数为1；（外）祖父母的患病数为1，正常者为3；未来孩子的正常同胞和患病同胞数均是0，查咨询表可知生第一个孩子患分裂症的风险为4.54%。

咨询者又问：除了上述情况外，已知未来孩子的叔伯姑舅姨中还有两人患分裂症，那么在这种情况下未来孩子患病风险又如何？

答：查追加数表，获得追加几率是3.03%，则其儿子生育第一孩子患分裂症的风险将是 3.03+ 4.54=7.57（%）。

一般判断标准定为再显风险超过5%，以不生育为好，超过

附表：精神分裂症的遗传咨询表（%）(自查富树等，1988)

（群体发病率 0.569%，遗传率 64.06%）

(外)祖父母		正常同胞数	父母患病人数								
			0			1			2		
			患病同胞数								
正常人数	患病人数		0	1	2	0	1	2	0	1	2
4	0	0	0.32	2.92	7.78	3.24	8.58	15.34	18.83	25.14	30.86
3	1		1.08	5.19	11.05	4.54	10.89	17.65	23.66	29.86	35.27
2	2		3.20	9.15	15.80	11.07	18.56	25.32	29.13	35.08	40.10
4	0	1	0.31	2.77	7.30	3.05	8.22	14.21	17.37	23.21	28.61
3	1		1.04	4.87	10.29	4.23	10.06	16.31	21.74	27.56	32.75
2	2		3.00	8.48	14.62	10.14	17.02	23.35	26.68	32.37	37.28
4	0	2	0.30	2.64	6.88	2.88	7.68	13.24	16.14	21.58	26.68
3	2		1.00	4.60	9.64	3.98	9.36	15.17	20.12	25.09	30.54
2	1		2.83	7.91	13.62	9.37	15.72	21.66	24.16	30.01	34.78

追　加　数

(外) 祖父母		父母患病人数					
		0		1		2	
		叔伯姑舅姨亲属中患病者数					
正常人数	患病人数	1	2	1	2	1	2
4	0	0.62	1.75	1.30	2.80	1.47	2.82
3	1	0.96	2.32	1.46	3.03	1.46	2.75
2	2	1.38	2.92	1.73	3.31	1.42	2.64

10% 劝其不再生育，如果已生下者，加强精神卫生指导，以预防发病。

附二、情感性精神障碍的遗传咨询表

张玉河等(1986)制备的情感性精神障碍遗传咨询表如下：

遗传咨询表可用来估计再显风险（recurrence risk），所谓再显风险是指出现过某种遗传性疾病的家系中，对于未来出世的孩子可能患同类疾病的几率。现举例说明该表的使用：

附表：情感性精神病的再显风险估计（%）

(外)祖父母		正常同胞数	父母患病人数								
			0			1			2		
正常人数	患病人数		患病同胞数								
			0	1	2	0	1	2	0	1	2
4	0	0	0.093	2.91	9.09	3.36	11.16	19.69	38.63	43.14	47.10
3	1	0	0.64	5.62	12.97	4.24	12.71	21.50	43.34	47.48	51.06
2	2	0	3.43	11.35	19.27	16.17	25.47	32.92	48.15	51.91	51.11
4	0	1	0.091	2.73	8.40	3.09	10.09	17.86	35.79	40.13	44.02
3	1	1	0.61	5.18	11.90	3.86	11.43	19.44	40.17	44.25	47.84
2	2	1	3.15	10.33	17.66	14.38	22.93	30.05	44.66	48.45	51.76
4	0	2	0.083	2.57	7.82	2.87	9.21	16.33	33.38	37.33	41.30
3	1	2	0.58	4.81	11.01	3.56	10.40	17.73	37.43	41.39	44.94
2	2	2	2.91	9.49	16.27	12.94	20.81	27.58	41.59	45.35	48.68

如叔伯姑舅姨亲属中有患者，应将上表有关几率加下表的追加几率：

		患病人数	1	2	1	2	1	2
4	0	追加几率	0.66	2.09	1.76	3.71	1.08	2.05
3	1	追加几率	1.15	2.84	1.91	3.92	1.02	1.91
2	2	追加几率	1.81	3.64	2.14	3.92	0.94	1.76

（自张玉河，1986）

咨询者问：本人健康，其妻患有躁狂症，其父及岳母也患有忧郁症，自己的兄弟姐妹中有2人患有躁狂抑郁症，而妻子兄弟姐妹中无患病者，问其生育第一个子女患本病几率多少？

答：未来孩子的父母有1人患病；（外）祖父母2人正常，2人患病；此家庭中有病和无病孩子数均为0，查表可知未来孩子患同病的风险为16.17%，又获未来孩子的叔伯姑舅姨中有2人患病，追加的风险为3.92%，则未来孩子总的患病风险为20.09%。

因此，该孩子出世后患病风险极大，在本症尚无有效的产前诊断之前，以终止妊娠为好。

此表的判断标准相同于精神分裂症的遗传咨询原则。

第五章 精神药物与生育

精神药物泛指主要作用于中枢神经系统、影响精神活动的药物。其中，一类可使正常精神活动变为异常的，称拟精神药物或称致幻药；而另一类则使精神活动异常转为正常，包括抗精神病药、抗抑郁药、心境稳定剂和抗焦虑药等。通常临床把以治疗为目的后者称为精神药物。若精神障碍患者生育或在妊娠、分娩及哺乳期合并精神障碍者，精神药物的使用就不可避免。然而精神药物除了有治疗作用外，其副作用不仅对患者带来不良反应，而且还可通过胎盘或乳汁使胎儿或新生儿产生不良影响，如致畸、过度镇静、锥体外系反应、中毒等，以及对神经行为可能产生远期影响。因此，为了母婴健康，在对精神障碍患者进行治疗，使用精神药物时，必须了解有关药物对胎儿、乳婴儿的影响，以权衡治疗的利弊。

第一节 精神药物对胎儿、乳婴儿影响的机理及途径

当妇女在妊娠、分娩及哺乳期合并有精神障碍，并且需要使用精神药物治疗时，就必须了解该药对胎儿、乳婴儿是否有影响及其作用的机理。

一、妊娠期精神药物代谢特点

孕、产妇由于特殊的生理及内分泌变化，其药物代谢常具有以下特点：①由于孕激素浓度升高，胃肠道蠕动减慢，胃排空速度下降，药物通过小肠的时间延长，致使部分药物可能被再吸收；②孕期肝脏解毒能力下降；③孕期药物与蛋白结合能力下降，游离药物量增加，活性增强，容易扩散而进入胎盘。

由此等代谢特点，就决定了妊娠期药物会对胎儿有较多的影响。精神药物对胎儿的影响可分两部分：其一，精神药物对胎儿的直接影响，即影响胎儿的发育。卵子受精一周后，于第8日就开始植入于子宫内，3～4周为成胚时期，头2个月里就奠定了器官基础。第3个月末已现人形，头仍是特别大，眼闭合，指甲初生、外生殖器已有性别区别。前3个月为胚胎发育期，易受精神药物的影响，而出现发育缺陷或发育不良。导致胎儿畸形的危险性取决于药物的性质和胎儿暴露的时期。暴露于妊娠后32天会影响神经管的发育和闭合，暴露于妊娠后21～56天可能影响心脏形成，暴露于妊娠后42～63天可能影响唇和腭的形成。妊娠头三个月服药也可能出现颅面骨异常。另外，神经行为的异常可能与头三个月的暴露有关。其二，精神药物对染色体的影响。染色体畸变是一种比较常见的情况，自发性流产的胚胎中有25%～60%系由染色体畸变所致。染色体畸变，在新生儿活婴中，发生率约为1:750。其中，药物尤其精神药物的影响，占有重要位置。

精神药物对胎儿的直接影响，首先看精神药物吸收后在母体内的分布情况。决定药物在母体分布的因素很多，如药物的理化特性；局部器官的血流量；血浆蛋白结合；体液pH与药物的解离度；细胞膜屏障等。对胎儿来说，胎盘屏障至关重要，是由胎盘将母亲与胎儿血液隔开的屏障，它的穿透性和一般细胞膜没有明显区别。总的来说，药物能透过细胞膜的，也就能进行“胎盘转移”，而多数药物“胎盘转移”对胎儿不利，直接影响胎儿的发育。有的药物可能损害人的胚胎，尤其是在妊娠的最初56天内。药物通过胎盘，很快出现在胎儿中，并很快地与母体中的药物浓度达到平衡。由于药物在胎儿体内分布的不同，及胎儿血浆蛋白结合药物的能力比成人弱，所以，胎儿组织与血液中的药物比率高。因为胎儿心脏直接对脑的输出量比例大于成人，故胎儿脑能更迅速地接受到通过胎盘弥散的药物。因此，妇女在孕期用药必须特别审慎。

近年来，不少学者对精神药物对染色体的影响进行了研究，发现在抗精神病药物、抗焦虑药物、心境稳定剂、抗抑郁药物中，有些药物对染色体有影响，由于胎儿的敏感性强，其影响较成人更重要更明显。

二、精神药物在胎儿体内过程的特点及影响

胎儿处于发育的不同阶段，各器官功能尚不够完善，对药物分布、灭能和反应与成人有显著不同。如母体应用巴比妥类药物时，胎儿体内药物浓度可超过母体一至数倍。

胎儿的肝脏解毒机能不足，在适当条件下，易在胎儿体内达到毒性浓度，特别是胎儿在母亲腹内生活的前半期，血脑屏障渗透性特别高，有的药物（如巴比妥）大部分可蓄积在脑、肝等主要器官中，用药时应注意。

在胎儿体内排泄缓慢的药物，亦易造成蓄积，故反复大剂量应用时，有可能蓄积起来，对胎儿器官造成损害。后面所述五氟利多致胎儿畸形及缺陷，其机理可能就在于此。

胎儿对各种药物的反应，在很大程度上取决于化学药物所作用的器官或组织的发育成熟程度。短期采用一般治疗量的氯丙嗪，对胎儿可能无害处，但是胎儿出生后，随着相应的网状结构的成熟，氯丙嗪的安定作用才显示出来。

三、围生期药物代谢特点

产妇由于特殊的生理及内分泌变化，其药物代谢除仍继续孕妇代谢的某些特点外，药物还分泌入乳汁中。新生儿肝肾功能均未成熟，出生时婴儿的细胞色素P450活性只有成人的一半，肾小球滤过率及肾小管分泌功能还不到成人的20%～40%。因此，哺乳期母亲用药应选择安全性好、对婴儿影响小的药物。

精神药物对乳婴的影响已受到广泛注意，其范围涉及精神科、内科、妇产科、小儿科、计划生育学科及精神病患者和家属。在各类精神疾病年龄发病率中，生育年龄（20～40岁）患病率占50%左右。此外，非精神疾患孕妇服用精神药物者亦不少见。国外有人统计35.70%孕妇在某个阶段服用过精神药物。过去曾有一些作者认为哺乳期服用精神药物对乳婴儿是安全的，但近年来，不论实验研究，还是临床观察，都证明精神药物对乳婴儿有着不良的影响。

四、精神药物对乳婴儿影响的途径

精神药物对乳婴儿的影响，主要途径自然是通过母乳。许多药物能由母亲血浆进入乳汁。在母乳汁中，与血浆中浓度基本相等的药物有：氯丙嗪、溴化物、苯巴比妥、苯妥英钠等。锂和地西泮由乳汁排出的量，能影响婴儿。婴儿由乳汁中摄入的精神药物，约为母亲服用剂量的1/10或少些。苯二氮䓬类药物，可能有药物蓄积的危险，当母亲服用大剂量时，婴儿可出现昏睡，脑电图显示额叶快波。

第二节 精神药物对乳婴儿的影响

一、镇静催眠药对乳婴儿的影响

一篇研究报告，乳婴儿吃了服溴化物的母乳后，大多数婴儿出现昏睡，另有2例出现了溴疹。

水合氯醛药物及其代谢物三氯乙醇，在服用水合氯醛24小时后仍可测出。一篇研究报告一乳婴儿，由于其母亲睡前服了催眠量的水合氯醛衍生物，夜间婴儿吃母乳后，晨间仍然昏睡不醒。

巴比妥类可促进母体内其他药物的代谢。如果低浓度的巴比妥进入乳汁中，可促进婴儿内源性化合物的代谢。短效的巴比妥比长效者更实用，因其乳中含量较低。大剂量比多次小量服用，更容易使婴儿昏睡。

总之，吗啡、巴比妥类、溴化物等类药物，在哺乳期服用的剂量过大，可引起乳婴儿中毒，出现呼吸抑制、嗜睡、虚脱等不同的中毒反应。

二、抗精神病药物对乳婴儿的影响

氯丙嗪、奋乃静等大量吩噻嗪类药物，除可抑制新生儿呼吸、增加新生儿黄疸的发生外，特别对婴儿的葡萄糖转化酶活性，还有着重要影响。

贺敬义、赵贵芳（1990）报道1例乳婴儿其母服用三氟拉嗪，当其剂量增加至20mg/d后第二天，吃了母乳后的婴儿出现严重的锥体外系反应，表现肌张力增高、强直、扭转性痉挛、动眼危象。经肌注海俄辛0.15mg，口服非那根6mg，数分钟后患儿入睡，症状消失，醒后症状未再复现。在同一篇报道中，还报道了1例乳婴儿，其母服用氯氮平当加至525mg/d第3天，乳婴儿吃其母乳1小时后，出现动眼危象、扭转性痉挛、上肢有齿轮样震颤。经肌注海俄辛0.1mg，半小时后症状消失。

Bure等复习文献发现有3例服用氟哌啶醇合并氯米帕明的母亲所哺乳的婴儿，在12～18个月的发育测验中有延迟现象。

利血平对乳儿的影响主要表现为：鼻充血、鼻塞、昏睡、低温及心动过缓。

三、心境稳定剂对乳婴儿的不良影响

碳酸锂30%～100%通过血液可进入母乳，乳婴儿吃了这种母乳后，其血锂浓度为母亲血锂浓度的1/10～1/2。哺乳期可致乳婴儿发绀、无力、肌张力减退、吸吮反射减弱、肝肿大、心电图显示心脏侧臂导联有T波改变。Bure等复习的文献中（2001）有一组报道，在13例服用锂盐的母亲中，1例在妊娠期、哺乳期都服用着药物，结果所哺乳的婴儿出现发绀、肌张力低等现象。

Bure等复习的文献中，还有一组25例应用卡马西平的母亲所哺乳的婴儿，其中 2 例出现短暂肝功能异常、嗜睡、易激惹及异常哭泣等。

四、抗焦虑药物对乳婴儿的不良影响

地西泮、利眠宁、安宁等（后两种药物现已不用），对乳婴儿都有不良影响。它们都可引起乳婴儿中毒，出现倦睡、虚脱、呼吸抑制。Patrick 等报道，地西泮可以从乳汁排出，引起乳婴儿倦睡、体重减轻。地西泮及其代谢产物从乳汁排出的浓度，足以影响到新生儿。曾有报道 1 例婴儿，吃了服用地西泮的母乳后处于昏睡状态，体重下降 170g，直到哺乳停止后才恢复。若母亲每次 10mg，每天3次，连服3天，就可致婴儿昏睡及体重下降，在婴儿尿中还发现羟基安定，婴儿脑电图与服镇静剂相一致。分娩前用地西泮，可使胎儿娩出后最初 3 小时体温较低，并可致新生儿生理性黄疸时期延长，所以有人提议，分娩的母亲，若用地西泮不应超过 20mg。有报道 10 例母亲服用地西泮哺乳的婴儿中有 2 例出现过度嗜睡反应。也有报道母亲服用阿普唑仑哺乳婴儿出现撤药反应的。当然，也有服用氯硝西泮、劳拉西泮、唑吡坦、奥沙西泮等，所哺乳的婴儿未发现明显不良反应的报道。上述研究可能由于药物在母乳中的浓度差异很大，对新生儿影响的程度亦各不相同之故。

五、抗抑郁药物对乳婴儿的不良影响

Wisner等（1996）报道，服用三环类抗抑郁剂的母亲，授乳 10 天以上，乳儿产生低危水平的不良反应，未见药物蓄积。多塞平、丙咪嗪、阿咪替林、去甲咪嗪、氯米帕明、去甲替林等，在使用后绝大多数报道未发现对乳婴儿有副作用，婴儿血

清药物及药物代谢产物浓度均在未发现或低于可检测水平。但是也有1例报道（Burt等，2001）服用多塞平75mg/d的产妇，其8周的婴儿出现镇静和呼吸抑制，停止哺乳24小时后症状缓解。

Misri等（2000）报道，当母亲服用帕罗西汀时，其哺乳儿所获药量是母亲药量的1.1%，未见对婴儿有何不良反应。舍曲林、帕罗西汀、氟西汀在母乳中的浓度24小时内变化很大，服药后7～12小时浓度达高峰。Schmidt等报道（2000），当母亲服用西酞普兰40mg时，可观察到所哺乳的婴儿睡眠不安，减少母亲哺乳次数及服用剂量后消除。母亲服用氟西汀后，可见婴儿好哭、睡眠减少、呕吐、腹泻等（Bure等，2001），同时也报道了安非他酮、米安色林、文拉法辛的不良反应。其影响有待进一步研究。

第三节 抗精神病药物与生育

抗精神病药物的种类很多，绝大多数可能对胎儿有影响。

一、典型抗精神病药与生育

氯丙嗪、奋乃静等吩噻嗪类药报道较多。有的认为氯丙嗪对胎儿无致畸作用，仅可能致产妇出现低血压、胎盘血流量减少，婴儿出现产时综合征（如运动不安、震颤、肌张力增高、喂食困难、新生儿黄疸及肠梗阻等）。在分娩过程中使用该药易对新生儿的呼吸产生抑制。但是大剂量吩噻嗪类药物，可抑制新生儿呼吸，增加新生儿黄疸的发生，对胎儿可致染色体畸变、胎儿肝功能障碍、血小板减少、麻痹性肠梗阻、视网膜病变等，还有的形成高铁血红蛋白的倾向。有报道母亲妊娠时服用大剂量吩噻嗪类药物的新生儿，产生锥体外系反应。法国健康和医学研究所的一项关于吩噻嗪引起畸形的前瞻性研究，包括 12 764 名妇女，其中 189 人生的孩子发现畸形，有很多妇女在妊娠头 3 个月曾服用过吩噻嗪类药物，发生多发性骨骼畸形、兔唇和腭裂等。赵贵芳等总结全国精神药物致畸研究 16 个协作单位研究结果，妊娠期单服氯丙嗪62例、氯氮平42例、奋乃静37 例，共 141 例，其中出生缺陷发生率氯丙嗪组为 16.13%，氯氮平组为2.4%，奋乃静组为2.7%。以中国围产儿素质现状的调查结果，出生缺陷总发生率 130.1/10 000 进行标化。氯丙嗪出生缺陷发生率是全国出生缺陷发生率的 12.4 倍。显示抗精神病药物对胎儿有不良影响，与近年来国外研究一致，尤其氯丙嗪的安全性不可忽视，出生缺陷多样，其严重程度与剂量成正比。奋乃静安全性相对较好。杨建波等（1999）报道26例精神分裂症妇女在妊娠和分娩前均服奋乃静，未发现该药对新生儿评分、病理性黄疸产生影响。但是有国外报道称，孕妇服用奋乃静可导致新生儿的肝脏疾病和震颤。

丁酰苯类药物氟哌啶醇、五氟利多可引起动物幼仔某些行为改变。Cogle 等研究提出在胎儿期接受的药物，停药后很久，仍然会影响其以后的行为，即“行为方面的致畸”。氟哌啶醇的动物试验发现有“行为致畸”、肢体畸形甚至致死的。临床方面个案报道较多：Dieulangard 等报道 1 例，妊娠 18 ~ 38 天期间，服用氟哌啶醇1.5mg/d，分娩后其婴儿肢体畸形。Kopeman报道 1 例原发性癫痫患者，妊娠头两周服用氟哌啶醇 15mg/d，于妊娠30周早产、胎儿畸形。有人报道妇女妊娠前两周内，服用氟哌啶醇可引起早产，胎儿可发生以下畸形：双手仅一拇指和其他两指并指畸形；前臂桡骨变形；尺骨错位，足趾缺失，胫骨缩短，足和小腿骨化中心发育不全，主动脉瓣有切迹等。如在妊娠第28～38天服药时，可有前臂和手缺失，或脚直接连于股骨远端。致畸作用与服药剂量关系不大。

赵贵芳报道 1 女精神分裂症患者病情达痊愈，以服用五氟利多20～40毫克/周巩固疗效，病情稳定。服药期间妊娠：第1次妊娠，6个月生一死胎；第2次妊娠，足月产出一体重为1500克的男婴，产后1小时死亡。在该次妊娠后6个月、8个月分别做B超检查，两次胎儿大小基本相同；第3次在咨询指导下，停用五氟利多1个月后妊娠，结果足月分娩产出体重2700克一男婴，未见畸形及缺陷，走访时3岁，生长发育良好，与同龄儿无异。说明五氟利多对胎儿有致畸可能，主要可能抑制胎儿生长发育。其机制可能是五氟利多贮存于脂肪组织释出缓慢，透入和离开脑组织也缓慢，在脑中与某些受体结合稳定，从而积蓄于胎儿脑组织中毒所致。

萝芙木类主要是利血平由于其副作用大、疗效差，目前临床已很少使用。但有选择的应用，也可一举三得：镇静、降压、减慢心率。利血平对胎儿亦有不良影响，主要表现为呼吸抑制、鼻塞或支气管分泌物过多。曾报告临产母亲用利血平后，新生儿出现鼻充血、昏睡、低温及心动过缓。

近年来，不少学者对精神药物对染色体的影响，进行了研究。发现抗精神病药物中，氯丙嗪、奋乃静等 可导致染色体畸变（缺失、断裂、非整倍体细胞、环状等）。其机制可能为高浓度的氯丙嗪具有伤害性，抑制血母细胞形成所需的能量和增加细胞分裂指数，即有秋水仙素样作用（在做外周血染色体培养65～72小时时，加秋水仙素一滴，抑制分裂细胞中纺垂体的形成，使细胞分裂停止在中期，增加有丝分裂中期图像，并使染色体收缩）。

总之，常用典型抗精神病药物妊娠及哺乳期使用建议如下：

氯丙嗪：动物试验中未发现有致胎儿畸形的作用，因此致畸形的危险性很小。但是，本药可通过胎盘屏障进入胎儿体内，故应限制妊娠期用药时间，在妊娠后期减少用药剂量。因为在母亲长期接受大剂量抗精神病药物治疗的新生儿中，偶见锥体外系症状和消化道症状。故对母亲孕期服用氯丙嗪者，同时监测新生儿的神经和消化系统功能。母体药物的清除半衰期为6小时，但停药6个月后，仍可从尿中检出氯丙嗪代谢物。所以孕妇、哺乳妇女慎用，治疗期间不宜授乳。

奋乃静：少量奋乃静可通过胎盘。妊娠期不推荐使用本药。美国FDA妊娠危险性分类为C级。本药可分泌进入乳汁随母乳排泄，对婴儿的不良反应较多，哺乳期妇女用药应谨慎。所以孕妇及哺乳期妇女慎用。

氟奋乃静：本药可通过胎盘屏障进入胎儿血循环。在妊娠期间服用本药的妇女，分娩后有引起新生儿鼻粘膜充血、严重的鼻充血、呼吸窘迫、呕吐以及锥体外系反应的报道。美国FDA妊娠危险性分类为C级。孕妇慎用。本药可分泌进入乳汁，哺乳期妇女服用本药期间应停止哺乳。

哌泊噻嗪棕榈酸酯（皮波梯尔、尼蒙舒）：与氯丙嗪相似。孕妇及哺乳期妇女慎用。

三氟拉嗪：本品脂溶性较高，所以在中枢神经系统内的浓度超过其血药浓度，且易透过胎盘屏障。美国FDA妊娠危险性分类为C级。本品亦能进入乳汁，哺乳期妇女服用本药期间应停止哺乳。故孕妇及哺乳期妇女慎用。

甲硫达嗪：本品可透过血-脑脊液屏障进入脑脊液。美国FDA对本药的妊娠危险性分类为C级。孕妇慎用。哺乳期妇女使用本药时应停止哺乳。

氟哌噻吨：本药吸收后原形药物经血液广泛分布于脑、骨髓、肺、肝、肠道、肾及心脏，少量可透过胎盘屏障。美国FDA妊娠危险性分类为C级。本药可分泌入乳汁。故孕妇、哺乳期妇女慎用。

氯哌噻吨：本药吸收后原形药物经血液分布于脑、骨髓、肺、肝、肠道、肾脏及心脏，少量可通过胎盘屏障，并可分泌入乳汁中。因此孕妇、哺乳期妇女慎用。

氯普噻吨（泰尔登）：对胎儿的影响尚不确定，孕妇使用时应慎重。最好妊娠期避免用此药。对哺乳婴儿的影响尚不确定，哺乳期妇女使用时应慎重。用药期间不宜授乳。

氟哌啶醇：本药在体内分布广泛，大量分布于肝脏，少量分布于骨骼肌，且可透过血-脑脊液屏障。可分泌入乳汁。动物实验证实，本药可减少受孕几率，并导致滞产与死胎。用于育龄妇女与孕妇时应慎重。美国FDA妊娠危险性分类为C级。本药由于可泌入乳汁，造成乳儿镇静和运动功能失调，哺乳期妇女不宜服用。哺乳期妇女服本药列入禁忌证之范围。

五氟利多：本药可缓慢透入脑组织，自脑组织清除也缓慢，在脑中与某些受体稳定结合。孕妇慎用。哺乳期妇女服用本药期间应停止哺乳。

舒必利：动物实验提示本药可透过胎盘屏障进入脐血循环。虽本药对孕妇的安全性及对新生儿的安全性尚不确定，但孕妇仍应慎用。哺乳期妇女服用本药期间应停止哺乳。

硫必利（泰必利）：动物实验未见本药有致畸作用，但现已在孕晚期胎儿的脑中发现了苯酰胺类受体，而其他精神抑制药物又的确对胎儿肝酶系统有诱导作用，故国内认为孕妇不宜使用本药，而国外认为在利大于弊时可使用本药。孕妇、哺乳妇女慎用之。

二、非典型抗精神病药与生育

氯氮平：非典型抗精神病药对妊娠、哺乳期的影响以氯氮平研究报道为多。Mendhekar等（2003）报道了三方面的危害：一是致畸，在研究的61例服氯氮平的孕妇所生孩子中，有10例有先天畸形或围生期综合征；二是疲软综合征和新生儿癫痫发作，这是氯氮平在胎儿血清中积累所致；三是妊娠糖尿病，氯氮平引发或恶化妊娠糖尿病。糖尿病导致巨大儿，巨大儿引起难产。

哺乳期服用氯氮平，Barnas 等报道 1 例妇女产后第三天起服用氯氮平100mg/d，其乳汁血浆比率为2.79。据此推算，当氯氮平血浓度为 350mg/L 时，婴儿可获得 0.9765mg/d 的氯氮平。从成人角度上看，这不会成为问题，但在婴儿肝脏代谢能力差，可能因此而蓄积，引起疲软综合征。

因此，氯氮平在怀孕期间，应限制用药疗程。在妊娠后期，要减少用药剂量。对新生儿进行神经功能检测（当与抗帕金森病药合用时，则要检测消化道功能）。哺乳期，本药可经乳汁分泌。服药期间建议停止哺乳。

其他非典型抗精神病药利培酮、奥氮平、喹硫平、阿立哌唑、齐哌西酮等，对胎儿、乳婴儿影响的研究，尚未见专门报道。

利培酮（维思通、卓夫、思利舒、单克等）：怀孕妇女服用是否安全尚不明确。美国FDA对本药的妊娠危险性分类为C级。动物实验表明：利培酮对生殖无直接的毒性，也无致畸作用。尽管如此，除非益处明显大于可能的危险，怀孕妇女仍不应服用利培酮。利培酮是否会经人乳汁排出尚不清楚。动物实验表明，利培酮和 9- 羟基 - 利培酮会经动物乳汁分泌。其浓度与血药浓度相当。因此，服用利培酮的妇女不应哺乳。

奥氮平（奥兰扎平、再普乐）：孕期用药的安全性尚无充分研究。由于本药物对胎儿存有潜在危害，故妊娠期间用药时应权衡利弊。在妊娠期应用，尽管数据有限，但足以说明奥氮平与体重增加、胰岛素抵抗、妊娠期糖尿病和先兆子痫有关。服奥氮平者应认真监测体重、血糖和血压。美国FDA对本药的妊娠危险性分类为 C 级。

奎硫平（富马酸奎的平、启维、舒思、思瑞康）：本药妊娠期用药的安全性尚未确定，仅在用药后的益处大于潜在危险的情况下才用于孕妇。美国FDA对本药的妊娠危险性分类为C级。是否分泌入乳汁尚不清楚，建议哺乳妇女服用本药时应停止哺乳。

佐替平（泽坦平）：本药可透过血－脑脊液屏障和胎盘屏障。动物实验证实本药可分泌入乳汁。因此，本药对孕妇及哺乳妇女禁用。

齐拉西酮（力复君安）：本药美国FDA妊娠危险性分类为C级。本药是否泌入乳汁尚不清楚。建议孕妇和哺乳妇女慎用。

阿立哌唑（博思清、奥派）：在动物研究中，阿立哌唑显示出发育毒性，包括大鼠和兔中可能的致畸作用。在孕妇中，没有进行对照、良好的足够研究。尚不清楚服用阿立哌唑的孕妇是否可引起胎儿受到伤害或影响妇女的生殖能力。如果妊娠期使用阿立哌唑，须权衡对胎儿的利弊。只有当潜在利益高于危险性时，才可使用。美国FDA对本药的妊娠危险性分类为C级。故妊娠妇女慎用。阿立派唑对人分娩的作用未知。哺乳期间，阿立哌唑可分泌到大鼠乳汁中。但尚不知道阿立哌唑或其代谢产物是否会分泌到人乳汁中。因此，推荐接受阿立哌唑治疗的妇女不应哺乳。

第四节 抗抑郁药物与生育

抑郁症的药物治疗始于20世纪50年代的丙咪嗪，是第一个被证明有抗抑郁效应的三环抗抑郁剂（TCA）。此后又有氯米帕明、阿米替林、多虑（塞）平等TCA类药。TCA与单胺氧化酶抑制剂（MAOI）合称第一代抗抑郁药。TCA有较好的抗抑郁效果，但又有较多而重的不良反应，且起效慢。于是，最近10多年来新型抗抑郁药迅速而相继问世，与TCA有相近的疗效，但不良反应明显减少而轻，对生育的安全性同样有所提高。

一、三环抗抑郁药与生育

三环类抗抑郁药问世时间较长，临床报告三环类抗抑郁药对胎儿不良影响较多，丙咪嗪、阿米替林、多塞平等，可致胎儿畸形出现兔唇、腭裂、尿道下裂、脑膜膨出、脑积水、小颌畸形、先天性多发性骨畸形等。妊娠早期用药出现几率较高。妊娠期妇女服用三环类药物，还可引起流产、死胎、新生儿充血性心力衰竭、心动过速、肌阵挛、呼吸困难等。近10年来，新型抗抑郁药不断问世，其安全性大有提高，但仍对胎儿、乳婴儿存有不良影响，现对常用抗抑郁药与生育的关系，分述如下：

丙咪嗪：动物试验表明，孕期服用大剂量的丙咪嗪对胎仔有不良影响，对鼠、兔有毒性及致畸效应。对人类的影响尚不清楚。但有报告出现新生儿腭裂、体重不足、肢体畸形和行为异常者，及流产、死胎、新生儿充血性心力衰竭。故孕妇禁用本药。少量丙咪嗪可进入乳汁，哺乳妇女在使用本药期间应停止哺乳。

阿米替林：本药可透过胎盘。动物试验表明，孕期服用大剂量的阿米替林导致对胎仔的不良影响。对鼠、兔有毒性及致畸作用。但人类孕期用药的安全性尚不清楚。孕妇应慎用。阿米替林经乳汁排泄。由于阿米替林对哺乳期婴儿有潜在的不良影响，故用药时应权衡利弊，一般说哺乳期妇女应慎用。

多塞平（多虑平）：动物实验证明，过量使用可使胚胎或胎儿产生毒性反应。孕妇使用时须权衡利弊，一般说应慎用。少量多塞平可分泌入乳汁，可对婴儿产生不良影响。哺乳妇女用药须权衡利弊，慎重使用。

盐酸氯米帕明（盐酸氯丙咪嗪）：本药口服吸收快而完全，药物可广泛分布于全身，也可分布于脑脊液中，能透过胎盘屏障，有报道可能有致畸作用，故孕妇慎用。本药可经乳汁分泌，故哺乳妇女亦应慎用。

阿莫沙平：本药FDA妊娠危险性分类为C级。只有认定对胎儿利大于弊时，阿莫沙平才能用于孕妇。因此，孕妇要慎用。本药在乳汁中可以检测到，但对婴儿的安全性尚不明确，故不推荐使用于哺乳期妇女。

噻奈普汀钠（达体朗）：本药动物试验中并未发现对生殖功能有任何影响，极少量能够通过胎盘，但并无胎儿蓄积作用。在人类没有相关的研究资料，其危险性尚不清楚。妊娠期间应避免服用本药。本药可分泌入乳汁，用药期间不宜哺乳。

二、四环类抗抑郁药与生育

麦普替林（马普替林、路滴美）：本药动物实验，有延缓鼠、兔胎儿发育及体重减轻作用。因在妊娠妇女中未进行充分的研究，故只有权衡利弊后才可在妊娠期间使用。美国FDA妊娠危险性分类为B级。动物实验表明本药可泌入乳汁，其浓度与血药浓度相当，故哺乳期妇女禁用。

米安色林（米安舍林、脱尔烦）：本药易透过血-脑脊液屏障。动物实验中，本药大剂量使用未见胎仔异常，尚无人类的相关研究资料，国外资料建议妊娠妇女慎用。本药是否可分泌入乳汁尚不清楚，故药物对哺乳的影响尚不明确。

米氮平（瑞美隆、米塔扎平）：本药动物实验表明无致畸作用，但尚无足够资料证明孕妇用药的安全性。因此孕妇不宜使用。动物实验表明，本药仅有极少量可分泌入乳汁，但由于缺乏人类的相关研究资料，故建议哺乳妇女不要使用本药。

三、二环类抗抑郁药与生育

曲唑酮（每素玉、美舒郁）：本药及其代谢产物均易透过血-脑脊液屏障，极少量可通过胎盘屏障。妊娠期妇女不宜用本药。美国FDA对本药的妊娠危险性分类为C级。本药可经乳汁分泌，哺乳妇女不宜用本药。

四、单环类抗抑郁药与生育

万拉法新（博乐欣、文拉法辛、怡诺思）：本药对孕妇为禁忌。药物对哺乳的影响尚不明确。

瑞波西汀（叶洛抒）：本药遗传毒性小鼠微核试验及中国仓鼠染色体畸变试验结果均为阴性。动物研究显示，瑞波西汀可透过胎盘，并在乳汁中分泌。故孕妇及哺乳妇女禁忌服用。

五、选择性5-羟色胺再摄取阻滞剂（SSRI）类抗抑郁剂与生育

盐酸氟西汀（开克、百优解、优克、奥麦伦）：本药在体内分布广泛，可透过血-脑脊液屏障。动物实验中未发现对胎儿有影响。目前尚缺乏对人类的研究报告。美国FDA妊娠危险性分类为C级。因此孕妇慎用。本药可经乳汁分泌，故哺乳期妇女不宜使用。

帕罗西汀（赛乐特、乐友）：帕罗西汀对人类妊娠的影响尚缺乏系统的研究，为安全起见，孕妇不宜使用。本药可从乳汁中分泌，哺乳期妇女使用时应权衡利弊，一般说哺乳期妇女应慎用。

氟伏沙明（兰释）：本药动物实验未见对繁殖能力的损害及致畸作用，但孕期用药仍应持慎重。本药可少量排入乳汁，故哺乳期妇女禁用。

舍曲林（左乐复、唯他停、曲尤解）：本药动物实验可见生殖率下降，但缺乏人类的实验资料，对分娩与产程的影响不详。建议孕妇权衡利弊后使用。美国FDA妊娠危险性分类为C级。舍曲林能否自乳汁中分泌尚不明确，哺乳妇女只有在利大于弊的情况下才能使用。厂家提示：孕妇及哺乳妇女慎用。

西酞普兰（喜普妙、喜太乐、迈克伟）：本药国内资料认为孕妇应禁用，而美国FDA妊娠危险性分类为C级。本药是否经乳汁分泌尚不清楚，不过哺乳期妇女应禁用。

六、单胺氧化酶抑制剂（MAOI）与生育

吗氯贝胺：本药用于妊娠妇女的安全性尚未确立。除非利大于弊，否则建议妊娠妇女不使用本药。本药以原形经乳汁分泌，故哺乳期妇女使用本药时应停止哺乳，否则禁忌服用。

七、其他抗抑郁药与生育

氟哌噻吨美利曲辛（黛安神、黛力新）：本品为氟哌噻吨与美利曲辛两种有效成分组成。氟哌噻吨可少量通过胎盘屏障，两种成分都可通过乳汁排泄。因此，妊娠期及哺乳期妇女都应慎用。

第五节 心境稳定剂与生育

心境稳定剂既往又称抗躁狂药物，是治疗躁狂及预防躁狂或抑郁发作的药物。主要包括锂盐（碳酸锂）和某些抗癫痫药如卡马西平、丙戊酸盐、拉莫三嗪等。该类药物有一定的不良反应，尤其孕妇及哺乳期妇女仍需长期服用，因此，对胎儿及乳婴儿的影响，就应特别关注。

一、碳酸锂

本药易通过胎盘屏障，尚未排除本药对胎儿致畸的可能，因有报道死胎、先天愚型、心血管畸形、其他如中枢神经、外耳、内分泌、尿道等畸形。尤其妊娠前 3 个月内服药时，发生率有 10% 左右。锂还可造成新生儿窒息、黄疸、甲状腺肿大。一般治疗用量时的血药浓度，于分娩之前或产程中，对孕妇及胎儿均可产生影响，对胎儿染色体也有影响。研究发现血中锂

浓度0.1~2.1mmol/L时染色体断裂率为3.3%，而对照组为1.5%。

因此，妊娠期（特别是妊娠初期的三个月）勿用碳酸锂。妊娠末期亦停用碳酸锂。本品厂家提示孕妇禁忌。碳酸锂可自母乳中排出，一项研究报道所有病例其新生儿血清锂浓度与乳汁中的浓度相同（0.1~0.6mmol/L），影响乳婴儿，故哺乳期妇女禁用。对暴露于锂的母乳喂养的婴儿应监测其血锂浓度和白细胞计数。

二、具有心境稳定作用的抗癫痫药物

有数种抗癫痫药物可以作为心境稳定剂。常用的是卡马西平、丙戊酸盐及新近临床应用的拉莫三嗪。妥泰亦有临床应用。

卡马西平（得理多、痛经宁）：本药能透过胎盘屏障。实验证明对动物有致畸胎现象。在人类有些研究提示，可能增加神经管闭合异常的畸形（脊髓裂、脊髓脊膜膨出）。卡马西平能导致维生素K缺乏，因而宫内暴露于卡马西平能增加新生儿血和面中部异常的危险性，故推荐服用卡马西平的女妊娠患者的最后一月每天口服维生素K 20mg。美国FDA妊娠危险性分类为D级。本药可通过乳汁分泌，乳汁中浓度约为血药浓度的60%。因此，孕妇和哺乳妇女禁忌使用。但是，在选择的应用卡马西平治疗的病例中，美国神经科协会支持母乳喂养。美国儿科协会委员会规定母乳喂养期服用丙戊酸盐和卡马西平的母亲都可以进行母乳喂养。

丙戊酸钠（抗癫灵、扑癫灵）：本药能透过胎盘屏障，动物试验有致畸的报道，在人类也有引起神经管畸形（如脑脊膜膨出、脊柱裂）的报道。孕期应用丙戊酸盐使胎儿畸形或其他孕期并发症出现的风险增加约5倍，明显先天畸形出现率达11%。美国FDA妊娠危险性分类为D级。孕妇用药应权衡利弊而慎用。本药可分泌入乳汁，浓度为母体血药浓度的1%～10%，美国儿科学会（APP）认为它并不妨碍母乳喂养，虽有一定风险，但总的看来选择母乳喂养的益处占主导地位。当然，哺乳妇女用药应权衡利弊，一般应慎用。

托吡酯（妥泰）：临床上有用该药治疗躁狂症的。本药动物试验证实有致畸性。FDA妊娠危险性分类为C级，孕妇使用时须权衡利弊。本药可自大鼠乳汁中排出，但尚不清楚人类的情况，哺乳妇女使用时应权衡利弊。总之，孕妇及哺乳妇女慎用。

拉莫三嗪（利必通）：本药美国FDA妊娠危险性分类为C级。孕妇及哺乳妇女慎用。

拉莫三嗪在动物的生殖实验中不损害生育力，但对人类生育力的影响尚无经验。本品是一种弱二氢叶酸还原酶抑制剂，在理论上有胎儿致畸的危险。但是，在动物的生殖毒性研究中，该药量在超过人类治疗剂量时并未有致畸作用。YorKers等（2004）综述中，拉莫三嗪单一治疗的妇女子代中有9个被鉴定出严重缺陷（N＝415），约占2%，这个比率和一般人群严重畸形率相近，但联合用药致畸高。

哺乳期使用拉莫三嗪的资料有限。初步资料显示该药能进入乳汁，其浓度通常可达到血浆浓度的40%～60%。在少数已知是用母乳喂养的婴儿中，乳儿血清浓度约是母体浓度的30%，拉莫三嗪的血浆浓度达到可以出现药理作用的水平，未发现有副作用。哺乳喂养的潜在益处应超过婴儿出现潜在不良反应的危险。但权威人士建议监测有无婴儿皮疹。

第六节 抗焦虑药物、镇静催眠药物与生育

抗焦虑药是一类主要用于消除焦虑、紧张、恐惧及稳定情绪的药物。该类药物常兼有催眠镇静作用。孕期及哺乳妇女患各类精神疾病和睡眠障碍时常合并或单用此类药物。因此，有必要了解该类药物与生育的关系。

一、苯二氮䓬类抗焦虑、镇静催眠药与生育

地西泮（安定）：本药可透过胎盘。在妊娠初期三个月，有增加胎儿致畸的危险，地西泮 10 ~ 60mg/d，36 ~ 72 个月染色体断裂率为2.9%，有的报告达15.3%。除用作抗癫痫作用外，在此期间尽量勿用。孕妇长期使用可引起成瘾，使新生儿中枢神经活动有所抑制；在分娩前或分娩时使用本药，可导致新生儿肌张力软弱，分娩前用地西泮可使胎儿娩出后最初 3 小时体温较低，可使新生儿生埋性黄疸时期延长，有人提议分娩的母亲用地西泮时不应超过 20mg。美国 FDA 妊娠危险性分类为 D 级。本药代谢产物可分泌入乳汁，乳母服用可使婴儿体内本药及其代谢产物蓄积，使婴儿嗜睡，甚至喂养困难、体重减轻或高胆红素血症。因此，孕妇及哺乳妇女慎用。

氟西泮（氟安定）：本药可透过胎盘。在妊娠初期三个月服用，可致胎儿畸形。美国FDA妊娠危险性分类为X级。因此，孕妇禁忌。本药可能会泌入乳汁，哺乳妇女使用应慎重。

硝西泮（硝基安定）：本药可透过胎盘，孕妇使用时应权衡利弊。孕期大量长期使用，可能致“婴儿疲软综合征”。分娩前使用，新生儿较长时间吸吮困难、肌肉松弛、窒息、面色苍白。本药泌入乳汁，哺乳期5mg/d，连服5天，乳汁中药物浓度达 100mg/L，可能使乳儿产生反应。所以孕妇及哺乳妇女慎用本药。

氟硝西泮（氟硝安定）：本药能透过胎盘，也可分泌入乳汁。美国FDA妊娠危险性分类为D级。孕妇、哺乳妇女禁忌使用本药。

劳拉西泮（罗拉）：本药易通过胎盘屏障，但胎儿的血药浓度并不超过孕妇的血药浓度，动物试验证实有致畸作用。在妊娠头 3 个月用药，有增加胎儿致畸的危险。在妊娠最后数周用于催眠，可使新生儿中枢神经活动受抑制，在分娩前或分娩

时用本药，可导致新生儿肌张力减弱。除用作抗癫痫外，在妊娠期间尽量不用本药。孕妇长期使用可引起成瘾，使新生儿呈现撤药症状（震颤、烦躁、过度活动、肌张力升高）。美国FDA妊娠危险性分类为D级。本药的代谢产物可分泌入乳汁，由于新生儿代谢本药较成人慢，乳母用药可使婴儿体内的本药及其代谢产物积聚，使婴儿嗜睡，甚至喂养困难、体重减轻。综上理由，孕妇及哺乳妇女慎用本药。

三唑仑：本药与其他苯二氮䓬类药物一样，在妊娠头三个月内服用本药会导致胎儿畸形。在妊娠最后几周内使用，会导致新生儿中枢神经系统抑制。美国 FDA 妊娠危险性分类为 X 级。因此，孕妇禁用本药。本药可能会泌入乳汁，虽评价哺乳期间使用本药的资料尚不充分，但哺乳妇女应慎用本药。

艾司唑仑（舒乐安定）：本药可透过胎盘。同样如其他苯二氮䓬类药物，在妊娠初期的三个月，有增加胎儿致畸的危险，除用作抗癫痫外，在此期间尽量勿用。孕妇长期使用可引起成瘾，使新生儿呈现撤药症状。在妊娠最后数周用于催眠，可使新生儿中枢神经活动有所抑制，在分娩前或分娩时使用本药，可导致新生儿肌张力软弱。因此，孕妇禁用本药。本药代谢产物可分泌入乳汁，乳母服用可使婴儿体内本药及其代谢产物积聚，使婴儿嗜睡，甚至喂养困难、体重减轻。故哺乳妇女慎用本药。

阿普唑仑（佳乐定、佳静安定）：本药可透过胎盘屏障。在妊娠初期的三个月内服用，可增加胎儿致畸的危险，有引起新生儿唇裂、腭裂的报道；分娩前或分娩时使用，可导致新生儿肌张力软弱，及发生低血压、呼吸抑制作用。本药能分泌入乳汁，乳母服用可使本药的代谢产物在婴儿体内积聚，造成婴儿嗜睡、喂养困难、体重下降，所以孕妇及哺乳妇女禁忌使用本药。

二、非苯二氮䓬类抗焦虑、镇静催眠药物与生育

酒石酸唑吡坦（思诺思、诺宾）：虽然动物体内试验尚未发现有致畸或胚胎毒性作用。但国内权威资料认为孕妇应禁用。本药美国 FDA 妊娠危险性分类为 B 级。本药可泌入乳汁，虽然在乳汁中的含量极少，口服20mg后3小时，乳汁中浓度只达 0.019% ~ 0.04%。但孕妇及哺乳的妇女均禁忌用本药。

丁螺环酮（奇比特、一舒）：本药对孕妇及哺乳妇女的影响的资料不足。但孕妇及哺乳妇女仍禁忌应用本药。

氯美扎酮（芬那露）：本药对孕妇的安全性尚未确定，妊娠、生育期妇女用药应权衡利弊。本药能否泌入乳汁尚不清楚，哺乳妇女用药应权衡利弊。为慎重起见，孕妇及哺乳妇女应慎用本药。

佐匹克隆（三辰、忆梦返）：本药可透过血-脑脊液屏障。尽管在对三个动物种群的研究中均证明本药无致畸及胚胎毒性，但孕妇仍需慎用。本药可泌入乳汁，故哺乳妇女应禁忌服用本药，否则停止授乳。

副醛：本药可透过胎盘屏障，美国FDA妊娠危险性分类为C 级。本药是否分泌入乳汁尚不清楚，孕妇及哺乳妇女是否可用本药，目前尚未见肯定建议。

异丙嗪（非那根）：本药能通过血 - 脑脊液屏障而产生较为明显的中枢抑制作用。本药对婴儿，特别是新生儿和早产儿有较大的危险性。孕妇服药后，可诱发新生儿黄疸和锥体外系症状。因此，禁忌证：①早产儿、新生儿；②临产前 1 ~ 2 周的孕妇。

母乳中精神药物对婴儿的危险性、孕妇服用精神药物对胎儿的危险性分别总结于表 5-1、5-2。

表 5-1　母乳中精神药物对婴儿的危险性 *

	低危险性	中度危险	高度危险
抗精神病药	舒必利	氟哌啶醇 酚噻嗪类 (仅为低剂量时)	氯氮平 奥氮平 奎硫平 利培酮 酚噻嗪类
抗抑郁剂	吗氯贝胺 三环类 丙咪嗪 阿米替林 去甲替林 氯米帕明 苯二氮草类	米安色林（脱尔烦） 米氮平（瑞美隆） SSRIs 曲唑酮	多虑平 MAOIs 麦普替林 奈法唑酮 文拉法辛
抗焦虑剂，催眠剂	(短半衰期者、单次给药，或低剂量服用时)	苯二氮草类 β - 受体阻滞剂 (较大剂量时)	丁螺环酮
抗抽搐剂	卡马西平 苯妥英钠 丙戊酸钠	苯二氮草类	巴比妥类 加巴喷丁 拉莫三嗪
其他药物		抗胆碱能类 美沙酮	抗胆碱酯酶类 锂盐 丁胺苯丙酮

* 录自：Stephen Bazire:Psychotropic Drug Directory (2001~2002).

表 5-2　孕妇服精神药物对胎儿的危险性 *

	中度危险 (FDA ＝ B 或 C)	高度危险 (FDA ＝ D 或 X)
抗精神病药	丁酰苯类 氯氮平 奥氮平 酚噻嗪类 奎硫平 利培酮 舒必利	
抗抑郁剂	MAOIs 米安色林 米氮平 吗氯贝胺 奈法唑酮 SSRIs 曲唑酮 三环类 文拉法辛	
抗焦虑剂，催眠剂	β - 受体阻滞剂 丁螺环酮 氯硝西泮	阿普唑仑 罗拉西泮 替马西泮 去甲羟安定（舒宁） 苯氮杂䓬类
抗抽搐剂	卡马西平 氯硝西泮 拉莫三嗪	苯妥英钠 托吡酯（妥泰） 丙戊酸钠
其他精神药物	抗胆碱类 抗胆碱酯酶类	锂盐 美沙酮

* 录自：Stephen Bazire:Psychotropic Drug Directory (2001~2002).

附：美国食品和药品管理局（FDA）妊娠危险性分类标准

美国 FDA 根据药物对胎儿的危害性将其分为以下 5 级：

A 级：在设对照组的药物研究中，孕妇在妊娠初期的三个月未见到药物对胎儿产生危害的迹象（并且在其后六个月也没有具有危害性的证据）。该类药物对胎儿的影响可能甚微。

B 级：在动物生殖研究中（并未进行孕妇的对照研究），未见到药物对胎儿的不良影响；或在动物生殖研究中虽发现药物有副作用，但这些副作用并未在设对照的孕妇妊娠初期的三个月中得到证实（在其后六个月中，也没有具有危害性的证据）。

C 级：在动物的研究证明药物对胎儿有危害性（致畸或胚胎死亡等），但尚无设孕妇对照研究，或尚未对孕妇及动物并行地进行研究。本类药物只有在权衡对孕妇的益处大于对胎儿的危害之后，方可使用。

D 级：有明确证据显示，药物对人类胎儿有危害性。但是，尽管如此，孕妇用药后绝对有益（例如用该药来挽救孕妇生命或患有严重的疾病），改用其他药物治疗，虽安全，但无效，因此必须使用者。

X 级：对动物和人类的药物研究或人类用药的经验表明，药物对胎儿是有危害，而且孕妇应用这类药物无益。因此，本类药物禁用于妊娠或可能怀孕的患者。

第六章　精神障碍患者的家庭护理与婚育

由于社会的进步、医学科学的发展，精神障碍患者长期禁锢在精神病院的时代即将结束。除急性期或精神症状严重时住院治疗外，大多数患者或/和大部时间都在社会及家庭中。因此，精神障碍患者的院外护理尤其家庭护理，就凸显重要。

本章涉及的不是专门精神障碍护理学，也不是精神障碍住院患者护理方面的专门问题。因精神障碍患者婚育保健问题主要在家庭生活范围内，需院外家庭护理，故本章主要针对精神障碍院外家庭的护理。其适应对象应为患者及其家属和相关人员，同样也有助于精神障碍工作者向患者及其家属介绍家庭护理时作为参考。

第一节　精神障碍患者发病早期表现的识别

只有对精神障碍的早期识别，才可能干预和在疾病最早的时机给予及时恰当的治疗或处理。延误治疗对患者及其家属会产生严重的后果。其中与婚育相关的严重后果有：康复缓慢或者不完全康复；抑郁和自杀的危险性增加；人际关系紧张，丧失家庭和社会支持；中断养育子女的技能；造成家庭紧张，家庭内部心理问题增加；造成学习、就业中断和失业；影响个体的心理发育和社会发展；导致自尊心丧失和缺乏自信等。

Helgason（1990）对107例精神分裂症患者作了为期20年的随访观察，发现就医时间越早者，后果越好；延误治疗者住院次数多，住院时间长。Lobel（1992）对70例首发精神分裂症患者研究发现，治疗前病程越长的患者，康复越差，并且更不彻底。提示早期识别的重要性。

精神障碍患者与其他科的患者比较，除精神异常外，还有三个特点：一是大多数精神障碍患者躯体无病；二是大多数精神障碍患者不卧床，随便活动；三是大多数精神障碍患者都不认为自己有病，缺乏自知力。因此早期发现其精神障碍，做到早治疗，对家庭、社会、患者都是非常重要的，尤其与患者的疗效和预后关系密切。

精神障碍患者的早期表现，有以下几个方面：

一、性格、脾气的改变

在正常人群中，每个人的性格有异。性格若无特殊原因一般不会改变，各异的性格也不是特定精神障碍的特定表现。但是，性格与脾气是一致的。一个人的性格与脾气，是可以观察与对比的。如果从某一段时间起，没有特殊原因，性格和脾气发生了改变，应想到有精神疾病发生的可能。

常见性格与脾气改变有：热情合群变为沉默寡言，独处一隅，少与人交往；彬彬有礼变为待人冷漠、无情，亲友来访甚至避而不见；不关心父母配偶儿女的生活和工作，也不攀谈家常话；由整洁变为不修边幅、不讲卫生；生活变得随便无序；工作变得拖沓，不守纪律，批评后表现无所谓；动辄发脾气骂人；花钱挥霍无度或特别吝啬。

二、行为的改变

由于行为的改变，多显示为异常，故比较引人注意，比较容易被发现。如有的表现动作减少，动作迟钝，不理家务，生活懒散；有的表现动作增多，自由散漫，放荡不羁，到处闲逛，不务正业；有的表现动作怪异，揽镜自赏，姿势怪异，动作刻板重复，收集废品，自语自笑等。

三、情绪的变化

首先应注意，在无明确原因的情况下发生的情绪变化，或虽有原因但情绪变化又与原因不吻合及解释不了，同时其情绪变化又与自身的平时一贯表现不同。

情绪变化异常可有：情绪异常兴奋高涨，终日喜气洋洋，自命不凡，爱管闲事，话多幻想，指手画脚，与人争执；情绪异常低落，愁眉苦脸，长吁短叹，郁郁寡欢，不愿见人，不愿工作、学习，对前途无兴趣，有生不如死感；情绪不稳，变化无常，遇小事即暴怒，难以自控，非哭即笑，怨恨不止，冲动伤人，言词污秽，变幻莫测；情绪反应迟钝，冷漠无情，麻木不仁，无所事事；情绪紧张焦急，坐卧不宁，惶惶不安，如大祸临头。

四、过分多疑敏感

多疑敏感在非精神疾病的人中，也常作为性格特点存在。但是过分特别敏感多疑，或本来不敏感多疑而变得特别敏感多疑，应注意是否为精神病态了。如对亲朋好友、同事的一言一行都特别的注意，认为是针对自己；对周围的许多事情，感到十分费解，疑有某种特殊涵义；对周围的许多人，认为居心叵测，有一种不安全感；觉得报刊文章、电视电影、广告招贴的内容与己有关；疑人们交谈，也是议论自己等，凡此种种，捕风捉影，内容离奇广泛，解释无效。

五、记忆智能减退

一个人，身处中年以后的人，没有外伤、感染、中毒、物理、化学等原因，而逐渐出现做事丢三落四，放物转身就忘，日常用品也经常失落，诺言常忘，任务也记不起，工作中常发生差错事故，效率明显减退，则应特别予以注意。

六、睡眠的改变

睡眠障碍是精神障碍患者常见的症状，是早期精神异常表现之一，常持续存在于疾病中，另外还可作为病情好转、波动、复发的观察指标之一。如入睡困难，睡眠时数减少，睡眠浅易醒，早醒，梦多，做噩梦，梦魇，或睡眠过多（每天10小时以上），清醒不好等，或睡眠紊乱，表现白天睡、晚上不眠等。

精神障碍患者发病早期其生活空间是在家庭、学校、机关工作场所等。对精神障碍患者早期异常表现的识别，有助于对患者的早发现、早诊断、早治疗，更好地康复。

第二节 精神障碍患者家庭护理要点

随着新型精神药物不断的研发及用于临床，精神障碍的治疗疗效得到提高，不良反应大大降低，因此，更多的患者获得在家中治疗。另外，经过住院治疗后的精神障碍患者，出院回归家庭仍需继续巩固治疗、维持治疗，从而显现出家庭护理的必要性及重要性。

一、要尊重患者的权利

由于精神障碍患者整个心理过程发生紊乱，出现异常行为，影响家庭和社会，因此，不被社会理解，甚至嘲弄、讽刺、污辱、伤害患者，使患者的身心受到更重的伤害。作为家庭成员——精神障碍患者的监护者，首先要做到尊重患者的权利，高度关心患者，保护患者。对患者的正当要求要设法满足，一经答应的事就应认真去办。对不合理的要求要耐心讲明道理，予以说服。千万注意不要动辄“你犯病了”这样恶性言语的出现，或“把你送去住院”等威胁性的语言发生。要帮助患者解除内心痛苦，缓冲矛盾，促进患者康复，提高患者的生活质量。

二、精神障碍患者的家庭基础护理

1．心理护理对精神障碍患者来说甚为重要。精神障碍患者家属、亲友的呵护、关心，对精神障碍患者来说是更重要的心理护理。精神障碍患者的不被同情和理解，特别是来自家庭内部的，是加重患者的心理应激的重要原因之一。尤其当患者回归家庭后，忆起患病期的往事，往往悔之莫及。此时，启发和帮患者正确地对待疾病，鼓励患者树立信心战胜疾病，以坚强的毅力走向康复之路，是心理护理的重点和必要。

家庭是人们生息的港湾，精神障碍患者更需要这个港湾。因此，家人与患者的关系是做好家庭心理护理的基础及关键。要细心观察，发现患者心理上存在的矛盾与问题，及时地沟通与排解，多一些关爱，多一些鼓励，多一些帮助，耐心地给予安慰与指导、同情与理解，以消除患者的不安和痛苦，从而使患者快乐地生活，积极地、主动地、依从治疗，继续维持和巩固治疗、减少复发、促进康复。

2．重视患者的安全。精神障碍患者在疾病的急性期，某些行为具有一定危险性和危害性，容易被人们特别是家人重视。但是，经过住院治疗病情康复后，家人有如释重负之感，常常忽略了患者由内心体验而引发的不安全举动。有的患者因患病期的异常行为而羞愧、内疚甚至自伤自杀，有的患者因患病期异常行为造成的伤害、损失而引致自伤、自杀；有的患者因患病而对生活、前途失去信心而自伤、自杀；有的患者道听途说对疾病治疗失去信心而自伤、自杀等等，都是家庭友人特别重视的问题。因此，家人、亲人、友人在做好心理护理的同时，既要挖掘患者内心世界存在的不安全因素，又要同时仔细观察患者的行为及听其言语内容，重视患者的安全，以防万一。

3．督促患者依从治疗。服药是主要的治疗方法之一。因此，患者依从治疗甚为重要。依从治疗首先是服药而且必须是按医嘱服药。对在家庭治疗及住院回归家庭治疗的患者，要特别重视坚持治疗。有的患者自以为已治好病而拒绝服药，有的患者嫌麻烦而停止服药，有的患者怕不良反应而拒绝服药，有的患者怕被人发现服药而停止服药；还有的患者怕花钱而停止服药等。对上述种种不遵从治疗行为，首先家庭成员、亲友要正确认识。因为精神障碍易复发，长期巩固治疗、维持治疗是预防复发的重要措施之一。反复犯病不仅会造成更大经济负担，更给患者家庭带来更大心理负担和精神压力，而且使病情更复杂，治疗更困难。服药治疗期间若有不良反应和具体问题，可及时请精神科医师帮助。对服药不合作和欠合作的患者，家属一定要耐心地反复向患者讲明治疗的目的和意义及重要性，争取患者合作主动，必要者要进行督促甚至监督。病情波动、复发后在家治疗困难者，应及时送医院治疗。

4．加强饮食护理。患者饮食好坏与服药有重要关系，因为患者服用精神药物后，其耐受与体质有一定关系。由于患者饮食不好而体质下降，服药后耐受性差，容易出现不良反应。但是由于药物的不良反应，患者食欲亢进体重增加，同样也不是好事。因此，针对不同患者不同情况，加强饮食护理，对饮食差者要按时按量、按病情需要给患者以适当饮食，保证患者营养和水分的摄入。对于食欲亢进者要适当劝其控制饮食，限制进食量，同时劝其增加运动，以免致肥胖。对因病情波动暴饮暴食的患者，则要适当限制入量，甚至必要时单独进食以便于护理和观察。

5．保证患者睡眠充足。精神障碍患者的睡眠好坏，常常预示着患者病情的好转、波动或加剧。因此，保证患者充足的睡眠对稳定患者的情绪、巩固治疗效果起着举足轻重的作用。患者的睡眠既要量足（睡眠时间）又要质好（睡沉）。所以，要为患者创造良好的睡眠条件和环境。睡眠前不看引起兴奋、紧张的电视、书报及听刺激性的故事；睡眠后要保持环境安静；睡眠中要呼吸通畅，注意舒适的睡眠姿势，不要蒙头睡觉。对睡眠不足 6 小时或睡眠不沉者，应请医师给予适合的药物诱导入睡或帮助睡眠。患者生活有规律，有良好的作息制度，对患者的睡眠可产生积极的影响，并可避免引起睡眠规律的倒置。

6. 搞好清洁卫生。精神障碍患者由于病情或服药的原因，常表现得有些懒，因而对自身及家中的清洁卫生注意不够或做得不好。要知道搞好清洁卫生，既有利于躯体健康，更有利于精神健康，还是生活质量好坏的重要评价指标之一。因此，要保证精神障碍患者每周定时洗澡、更衣、理发、修面、剪指（趾）甲。要使患者自觉做好晨晚间卫生。对生活不能自理的患者，尚需家人协助患者做好个人卫生。

第三节 精神异常状态的家庭护理

同样的精神异常可见于不同类型的精神障碍，而不同精神障碍的不同患者，在患病过程中，可能以某种症状为突出的主导症状。但是，精神异常状态的护理有共同特征，针对主导症状进行目标护理，不仅对治疗意义重大，对患者的安全及周围人们的安全，防止意外的发生，都具有重大意义。

一、兴奋躁动患者的护理

兴奋躁动症状，临床称为精神运动性兴奋症状较为常见，多发生于精神分裂症、躁狂症、癔症等精神疾病。持续兴奋躁动可导致衰竭、躯体受伤及影响周围人或物的安全。除迅速采取治疗控制，同时须加强特殊护理：对周围影响较大的兴奋躁动患者，最好不要外出，适当调整环境或暂时与其他人隔开，防止冲动伤人；室内布置要简洁，不必要的器具均应撤出；应有人经常陪伴；对患者要耐心和蔼地照顾，谈话要冷静和气；

注意观察患者用药后的反应，补充水分和营养，加强个人卫生护理；对严重兴奋过剧者，必要时采用保护带约束控制，束缚不能过紧，时间不宜过长，经常观察，防止皮肤损伤或妨碍血液循环，病情安静及时解除约束。

二、抑郁自杀患者的护理

部分患者由于情绪抑郁、言语减少、动作迟钝或幻觉妄想等精神症状的存在，产生消极厌世、悲观自杀的念头，应及时采取治疗措施和加强护理与监护。有的患者自杀行为是突然发生的，有的是有周密预谋的；自杀方式可有上吊、投河、跳楼、自刎、服毒等多种多样，因此，此种患者不易单独住在室内，要亲切关心患者，帮助、鼓励患者，克服消极情绪，劝告他们树立生活的信心，注意保管好药品，杜绝隐患，不可麻痹，同时应保持患者有足够的营养与水分的摄取。让患者做些简单的手工活动，不但可转移患者的注意力，同时也可增强患者的自信心。

三、多疑敏感患者的护理

多疑敏感患者的病态精神活动，是不能用常理说服的，也不能像对待正常人一样对待。患者常在猜疑或妄想的影响下，产生许多不正常的行为，因此与他们谈话时态度要和蔼、诚恳、坦率，以取得患者信任，即便是家属之间谈话，也要尽量做到落落大方，不要躲躲闪闪，以免患者生疑。对患者的解释和说明，要简单明了，不要同患者争辩，更不要责怪训斥，以免情绪对立，更难接触。对患者不相符合的想法与事实，劝患者尊重事实，不要轻易许诺患者什么，不能随便答应实际上办不到的事，更不能欺骗患者，以免日后不能兑现，而使患者的多疑敏感加重或扩大，甚至被卷入患者的妄想之中。要注意患者的言行，防止意外的发生。

四、木僵、亚木僵患者的护理

木僵患者终日卧床或呆坐，不语不动，不吃不喝，推之不动，呼之不应，面无表情，生活不能自理，形同熟睡，但意识清楚。因此，护理木僵、亚木僵患者应注意语言及态度，注意操作，避免造成不良刺激。对他们生活应很好地照顾，做好患者日常清洁卫生工作，如帮他们洗脸、刷牙、擦揩身体。保持被褥柔软、平整和清洁，定时翻身，防止褥疮。定时使用便盆、尿壶。保暖要好，防止患者着凉。要千方百计让患者进食，保持患者营养和水分的需要。掌握患者晚上能活动及能吃东西的疾病特点，帮助活动及进食，必要时给鼻饲或静脉输液。要特别注意木僵患者从木僵状态突然转为兴奋，出现冲动、自伤、伤人、毁物等的发生。

五、智能障碍患者的护理

智能障碍主要见于精神发育迟滞及老年性精神障碍、动脉硬化性精神障碍等器质性精神障碍患者。他们表现智力减退，记忆力明显障碍，生活不能自理。因此要特别耐心地照料其日常生活，加强监护，进行自助能力的训练，发展患者潜在的能力，适当安排简易的手工劳动、轻度体力锻炼及文娱活动，防止精神衰退和恶化。要给以易消化、营养丰富的食物。严重智能障碍的患者，不要让其独自外出，以免走失，或酿成坠河、车祸等意外。不要让患者接近危险品如刀剪、炉火、药物、消毒剂、灭虫剂等。防止患者暴饮暴食、外伤和感染。加强夜间巡视观察，防止由于夜间兴奋不安、起床活动、定向不良、行为紊乱，而发生意外。

六、意识障碍患者的护理

意识障碍是精神科急诊之一，由浅至深表现为朦胧、谵妄、昏迷。意识障碍应尽快明确诊断及原因，进行急诊处理，患者要专人特护，加强患者的生活护理，防止并发症的发生，对意识错乱、朦胧的患者，要防止兴奋躁动或在错觉下发生的突然冲动伤人或逃跑等，必要时予以保护，以防止意外。

七、精神药物所致并发症的护理

精神障碍患者不论治疗期还是巩固期，都需要服精神药物，药物使用不当或过量以及个体的差异，精神药物可能引起各种各样危重的并发症，必须引起高度的警惕和重视，年老体弱者尤应注意。药物反应轻者有动作困难、穿衣进食不便、排尿困难。药物反应重者表现过度镇静、运动不能、吞咽困难、低血压、直立性虚脱、抽搐或药源性精神紊乱、意识不清。严重者也有突发猝死的可能，虽少见，亦应重视。总的来说，只要正确使用精神药物，熟悉其药物不良反应及处理方法，仔细观察服药的反应，及时处理，加强护理，还是安全的。

八、精神障碍患者意外事件的预防和处理

所谓精神障碍患者的意外事件，是指自杀、自伤、伤人、毁物、纵火、逃走外出等，突然发生的，可能危及自身生命安全或周围人及社会安全的异常行为。

精神障碍患者意外事件的发生有多种因素，正确认识，可防患于未然。

1．精神障碍发病期症状的因素　多数患者受到抑郁、焦虑、幻觉、妄想及急性精神紊乱、意识障碍等症状的支配及影响，突然发生意外事件。

2．精神障碍恢复期的因素　患者病愈后因家庭经济、婚姻及其他生活事件，或对病中表现后悔莫及无地自容，或对工作、学习、前途的考虑等产生悲观消极，从而企图自杀。

3．躯体的因素　老年或体弱出现跌伤、坠床、骨折等。

4．社会因素　护理不当，激惹患者，歧视患者等或使患者

发怒出现攻击冲动，或造成外伤、骨折，或致自杀、自伤等。

综上可见对患者处处热情、关心、体贴是十分重要的，同时要经常接触患者、了解患者，及时发现事件迹象，抓住事件苗头，及时采取措施，做到以防为主。一旦发生意外，根据情况，及时采取处理措施。

九、精神障碍患者治疗效果的判定

判定精神障碍患者的治疗效果，有以下三个方面：

1．精神症状的变化　这是判定疗效的首要一项。可分消失、减少、无变化或增加。判定消失与否，不但要注意行为的改变，还要分析情感、思维、感知的变化，综合认定。

2．自知力恢复的情况　多数精神障碍患者患病后不承认自己有病，对自己病中的表现也不认识是病态，这就是无自知力，即缺乏自己认识疾病的能力，这是精神障碍与其他疾病不同的一点。因此，自知力恢复，是判定疗效的又一个重要标志。患者不但能承认自己患了精神障碍，而且能够分析哪些精神活动是病态的、不正常的，并进一步分析出这些症状为什么说不正常。

3．社会适应及工作、生活能力的恢复　前两条只要症状完全消失、自知力完全恢复，就可判定近期疗效为痊愈，否则为近愈或进步，甚至恶化。但判定远期疗效必须结合患者的社会适应力，工作、生活能力来全面评定。

第四节　精神障碍患者社区康复护理

随着精神卫生医疗制度的改革，越来越多的精神障碍患者，将由医院回到社会环境中生活、工作和康复。因此做好回归社会、回归家庭的社区康复护理，对患者的康复及预防复发都非常重要。

一、社会精神障碍康复护理内容

因为患者经过一段住院治疗，回归社会、回归家庭，其护理既不同于住院，又非单纯家庭护理。社区精神障碍康复护理是独具特色的。

1．针对患者的康复护理　根据病情分别教育患者了解自身病情，以取得患者的合作，使患者明确在恢复健康方面的责任，接受各方面的护理，争取更好康复。

2．针对患者家庭的康复护理　在康复护理中，研究证明，家庭因素是非常重要的，良好的家庭护理，良好的家庭干预，适度的情感表达，是保障患者康复、巩固疗效的核心因素、主导因素。家庭是社会支持系统的重要组成部分，它具有缓冲各类应激所产生的压力、维护心身健康的重要作用，因此应抓住这一重要基本环节，以促进康复。

3．针对社会支持系统的康复护理　社会支持系统最主要的作用是缓冲各类应激所产生的压力，维护心身健康，而且与疾病的发展、预后和转归也有联系。人际关系、经济条件、社会环境、社会心理因素等，都与康复有着密切关系，做好社会支持系统的康复护理工作，也是极为重要的。

二、社区精神障碍康复护理实施——护理干预

精神障碍患者回归社会、家庭后的护理，主要由家庭成员负责并完成。但是，社会支持系统如单位、邻里、亲朋好友等，也不无关系。自我护理也是重要方面，不过要进一步实施护理，则应由护理专业方面提供教育，进行对护理者的护理教育，即护理干预，才能奏效。

1．对康复患者家庭成员的护理干预　康复对患者和家庭都是一个主动的过程。在对家庭成员的护理干预方面，主要解决一个正确情感表达问题，即情感表达要适度，既不要过度介

入（过分地注意和保护患者，使其减少与外界的接触），也称高情感表达；又不能指责、抵触（对患者本身和治疗措施放任不管，采取排斥的态度），也称低情感表达。具体实施：①把疾病的性质、发展过程和药物治疗等基本知识传授给家庭成员，让他们懂得如何正确对待患者存在的（或已消失了的）精神症状，以及包括药物在内的各种治疗手段；②在上述基础上，帮助他们认识目前存在的问题及如何解决这些问题，提高他们对患者的正确应对能力。通过干预使家庭成员对患者的认识发生改变，对患者的表现（尤其是病态行为）有正确认识，从而转变不正确的情感表达方式，以利患者的康复。家庭是社会的基石，患者回归社会后，不论物质还是精神上的支持，家庭是重要保障，良好的家庭干预是防止衰退、维持治疗、调节社会心理因素的平衡、预防复发、社会康复等大量工作的根本，是进行护理干预的主体。

2. 对康复患者的护理干预　对康复患者的护理干预，一是来自护士，二是来自家庭干预（已接受过护理干预教育的家庭成员）。康复患者首先通过接受护士、家庭成员的知识教育，并帮助自己对自己确立一个比较现实的目标。其次，通过解决问题的训练，确立一个比较恰当的"角色功能"，使康复患者在社会适应能力、家庭关系、家庭活动、户外人际关系及整体功能方面，得以改善和提高。

3. 对康复患者社会支持系统的护理干预　本项工作以科普形式，利用各种方式，广泛进行精神卫生知识宣教，使社会全员都来重视精神障碍患者的康复，关心支持精神障碍患者康复，以正确的情感表达来对待精神障碍患者。

三、精神障碍患者复发的早期表现

精神障碍患者治愈后容易复发，是患者康复的大敌，是社区精神障碍防治工作的棘手问题。研究发现（赵贵芳等，

1995），精神分裂症痊愈出院5～9年的复发率为62.50%，出院两年复发占总复发的74.55%。因此提出，精神分裂症患者痊愈出院后的两年，是高复发危险期。对该期的复发危险性应予特别重视!

认识复发的早期表现，做到早察觉，及时处理，可防复发于未然。

常见复发的早期表现有：

1．睡眠障碍　患者的睡眠由正常而变为入睡困难，睡眠浅易醒、早醒、多梦，少眠或不眠，睡眠不足感，清醒不好等。

2．情绪障碍　患者情绪改变，脾气也改变，或情绪不稳，烦躁易怒，容易激动；或言语增多，兴奋高涨；或焦虑忧郁，反应迟钝等。

3．植物神经功能障碍　患者述头痛、头晕、乏力、食欲不佳、心慌、耳鸣等。

4．幻觉、妄想的再现　患者已消失的症状如幻觉、妄想又复出现。但特点是：幻觉是偶尔、短暂；妄想是片段、不系统。患者自己也能察觉是不正常的精神病性的精神症状现象。

5．上述表现或在社会心理因素后出现，或因未能维持治疗或药量不足等情况下出现。

第七章 精神障碍患者婚姻保健指导

精神障碍患者的婚姻，是一个比较复杂的问题。其中有生物学问题，也有社会学问题，还有传统观念及政策、法律问题。更是精神障碍患者实现比较优生的关键问题。因此，有关精神障碍患者婚姻问题，也仅是建设性意见。

有关对婚姻质量的评价目前尚没有一个固定的标准，而且也不可能有一个固定的标准。因为影响婚姻质量的因素很多，包括家庭经济状况、各项生理指标、受教育的程度和婚姻状况及自身生活的体验等主客观方面。主观上婚姻的幸福度和满足感应是婚姻质量测定的主要方面。然而，精神障碍患者的婚姻质量问题的研究，其主观方面测定有一定的难度，而且准确性也有一定局限，况且还受到精神症状、药物副作用、性别、年龄等各种因素的影响。这些都需考虑，以便更好地进行保健。

第一节 未婚精神障碍患者的恋爱、婚姻问题

已治愈的精神障碍患者计划结婚，从婚姻法上来说是允许的，无可非议的。《母婴保健法》中规定：精神障碍患者“患病期间暂缓结婚”的含义也十分清楚。康复之中的精神障碍患者，有结婚的要求是情理之中的事，也是正常社会功能恢复的表现。

然而，精神障碍患者的恋爱、婚姻，较精神健康者更加曲折、复杂，受更多种因素的影响和制约。

关于婚姻及其作用问题，目前存在两种学说：其一，保护/支持学说。该学说认为，与结婚者相比未婚者在躯体和情感上要经历更多的痛苦和磨难，因为未婚者缺乏配偶提供在情感上

的满足和对生活事件应对及缓冲的作用。研究发现：①已婚者中男女任何一方都比未婚者普遍感觉更幸福，情感痛苦更少；②婚姻对男性尤其有利。其二，选择学说。该学说认为，婚姻状况和个人幸福感之间的相关是虚假的，因为每个变量都取决于研究对象情绪成熟性的高低。情绪成熟性高的人能较好地应对现实，更愿意付出，对人表现友好，结婚率较高，幸福感较强，也更为健康，他们可以较容易地处理各种应激，婚姻质量相对较高。对精神分裂症患者婚姻状况应融合选择学说和保护/支持学说两种观点为宜。

一、正确处理精神障碍患者恋爱、婚姻问题

恋爱、婚姻问题若处理不好，可成为精神障碍发病或复发的诱因。滕月丽、唐文忠调查（1993），发现占 69.84% 的精神障碍患者的发病与恋爱、婚姻有关。已患精神障碍，因恋爱、婚姻问题而反复发作，多次住院者不乏其人。因此，正确对待和处理恋爱、婚姻问题，既是防止发生精神障碍，又是预防精神障碍复发，加速精神康复的重要实践过程，同时也是是否符合《母婴保健法》规定结婚的条件的执法手段，还是优生的基础。

健康的婚姻要求夫妻双方兴趣和爱好基本一致，即所谓性格相容性。若男女双方性格相反或相差悬殊，或性格虽极为相似但个性均强，这样容易出现争吵、意见分歧、家庭矛盾。若一方或双方存在不良性格，如消极悲观、缺乏自信、敏感多疑、独断专行、自私、贪图他人便宜时，性格相容性通常较差。杨荷叶等（2003）研究发现，女性分裂症患者及配偶的性格相容性与常模比较差异都存在显著性（$P < 0.01$）。这可能与精神分裂症患者发病前具有不成熟性格者较多，疾病也可引起患者性格的改变或加重原有的性格有关。同样这种性格相容性的问题

也就成为精神障碍患者恋爱、婚姻的障碍，甚至失败的重要原因之一。否则即便是结了婚，看似和谐，实际上也是很不正常的家庭关系——称为假相容关系。

二、精神障碍患者及亲属应正视患病对恋爱、婚姻的影响

应当指出，未婚精神障碍康复者几乎都为自己曾患过精神障碍、有过精神异常，影响了自己的恋爱、婚姻，从而感到悲观、自卑、彷徨，虽不情愿地将择偶条件下降，仍是对结婚、恋爱信心不足，他（她）们有85.71%的渴望得到社会支持（包括家庭、单位以及医院）。未婚女精神分裂症患者父母的心理状态，石玉中等（1994）的调查显示，45.2%的父亲和52.05%的母亲有肯定的抑郁，其中担心最多的为担心名誉受损，担忧疾病影响女儿婚姻。为此，有的隐瞒了患病事实；有的对病情避重就轻；有的操之过急，"先下米再说"或"生米做成熟饭"；配偶以同情、救助者的姿态而与患者结婚，或配偶自己的生活较贫困而看重对方的钱财、家庭，以婚姻作为交换条件，父母干涉包办婚姻等等，都会造成婚姻质量的下降，殊不知这样的事实，其结果反而为将来组成的家庭埋下了隐患，甚至导致婚外关系的发生，影响夫妻感情，影响家庭的稳定与牢固，继而会诱发病情的波动不利康复，还更会造成恶性循环，甚至危及家庭破裂、殃及子女后代。因此，精神障碍患者及亲属只有正视患病问题与恋爱、婚姻的关系与影响，才能处理好恋爱与婚姻问题。

三、精神障碍患者恋爱、婚姻现状

王文甫等（1993）调查分析，精神分裂症患者只有近半数能建立婚姻家庭，其结婚率为47.4%，68.5%的患者达晚婚年龄。其中女性患者结婚率（64.7%）高于男性患者（35.3%），而离婚率则相反，女性患者低于男性患者。离婚者大多数是由配

偶提出。自由恋爱和婚前发病而配偶知情者，婚后家庭破裂率明显低于经人介绍而又隐瞒疾病实情者。

仲崇丽等（2001）对近40年住院精神分裂症患者婚姻状况调查也发现，男性患者已婚率低于女性患者已婚率，其差异可能与男性患者的首次发病年龄较女性患者早，而且男性患者阴性症状和社会功能缺陷较女性患者严重，同时男性患者长期住院的比例显著高于女性患者等有关。疾病类型也影响结婚率，偏执型精神分裂症患者的已婚率最高，而青春型精神分裂症患者的已婚率最低。

四、精神障碍患者婚姻状况与精神卫生水平的关系

杨士才（1992）研究发现精神障碍患者的婚姻状况对其精神卫生水平有着重要影响，婚姻状况好的预后较好。由配偶、子女组成的核心家庭的预后较好。但是，这种婚姻、家庭必须是和谐的，相互理解的。那种以“冲喜”结婚能治精神障碍的歪理陋习，不属此列，且只能会给将来组成的家庭造成悲剧，万万不可取之。诚然，婚姻是一个独立的延缓疾病复发的因素，对男性患者尤其重要（Huehinson 等，1999）。因为良好婚姻在减少部分患者住院和预防疾病复发中，可能起一定的积极作用。陆峥等（2002）研究发现已婚组住院时间显著少于未婚组，患者婚后服药情况较婚前有明显改善，说明良好的婚姻关系能够起到督促的作用，从而减少患者的住院次数和住院时间，促进患者回归社会。

五、精神障碍患者不宜结婚的几种情况

对于精神障碍患者的恋爱、婚姻问题，依据研究除下列几种情况外，是可以坦诚、不背包袱地进行恋爱、结婚。

（一）男女双方同患重性精神障碍（精神分裂症、情感性精神障碍等）者，不宜通婚

研究发现，重性精神疾病的发病与遗传关系密切（详见第四章），双方患病结婚后所生子女患精神障碍的风险，更高于精神健康人结婚后所生子女患精神障碍的风险。况且重性精神障碍复发率较高、预后较差，需长期服用精神药物，精神药物对胎儿、新生儿有不良影响，精神药物对精神障碍患者本身也可能有不良影响，社会功能受到影响，抚养子女的能力及扮配偶角色的能力较低或缺乏等。我们曾报道一对同患精神分裂症的夫妇结婚后的家庭不幸，女患者常年住院，男患者无业，儿子由祖母抚养，由于放纵其任性、人格偏离等，当时的精神状态就令人担忧，一直是我们追踪随访之例，结果其孩子于16岁也终以精神分裂症而住院治疗。

（二）男女双方同为重性精神疾病高发家系的成员者也不宜通婚

重性精神疾病高发家系，即有 3 例及 3 例以上同种重性精神疾病患者，并且一级亲属连续二代中至少有 2 例患者的家系。在这种家系中的成员，他（她）虽未表现出精神异常，但患重性精神疾病的风险却是较大，携带精神疾病的遗传因素较多，所生子女由父母双方带给的遗传负因的累加，其发病风险更大，故这样家系中的成员不宜通婚。

（三）精神障碍患者患病期间不能结婚

这是《婚姻法》及《母婴保健法》中明文规定的。

我们当然要有法制观念，精神障碍患者的病情未愈（或称患病期间）不能结婚。其规定是有科学依据的，是为了保护结婚双方的合法权益而制定的。因为，精神障碍患者患病期间，缺乏自知力，缺乏责任能力及行为能力，对恋爱、婚姻期间所承担的义务、职责、权力等，均不能正确地履行和自我保护，就是在组成的家庭中及夫妻间，都很难或/和很好地进入角色，试想这样的婚姻到底有多大的意义呢！

（四）精神障碍患者已成慢性或衰退状态者不能结婚

慢性或衰退状态的精神障碍患者，除了有与精神障碍患者患病期间不能结婚的同样道理外，由于他（她）呈慢性、衰退状态，社会适应及日常生活自理能力已经降低很多或很差，不但社会角色不能胜任，家庭角色也无能力承担，对家庭应尽的义务和责任不能或不能很好地担负起来，更谈不上夫妻感情等问题了。

（五）精神障碍患者治疗痊愈后，巩固治疗未达2年以上者，不宜结婚

精神分裂症、情感性精神障碍等精神障碍，众所周知很易复发。赵贵芳等（1995）研究，88例痊愈出院5~9年的精神分裂症患者，出院1年内复发者占46.59%。出院2年内复发者占74.55%。换言之，精神分裂症出院后的两年内为高复发危险期。总的来说，巩固疗效时间越长，复发的可能性就越小。一般地说，首次患病治疗痊愈后需服药2~3年，第2次复发再治愈后需服药5~8年，第3次复发治愈后要长期服药巩固。从治疗预防复发角度、从服用药物角度，治疗痊愈后巩固治疗未达两年，是不适宜结婚的，况且在结婚前后整个过程中，不论精神还是体力，都比较劳累，具有较多诱发病情复发的不利因素呢！

总之，精神障碍患者的恋爱、结婚问题，是一个现实问题，又是一个非常棘手的问题，还是一个法律性很强问题。我们认为应提醒精神障碍患者及其家属，要从长远利益考虑，从全局出发，面对实际，权衡利弊，做到利国、利家、利人、利自己，进行稳妥而慎重的选择，否则会影响夫妻之间的感情及家庭的稳定性。方永璋等(1982)报道，精神障碍患者结婚后，夫妇感情不良者占35%。寻民赖（1981）报道，精神障碍患者结婚后感情格格不入、分居或闹离婚者占37.7%，已婚离婚率占8.6%，关系一般者16.7%，结婚后病情加剧者占49.6%。所以，我们一

定要重视这些现实，使精神障碍患者的婚姻，结婚者美满幸福家庭和谐，未获结婚者泰然安之，否则将无裨于事。

在此，还应特别指出早婚的害处，就精神病学角度而言，我国21岁以下男女青年，占全国人口的半数，他们处于精神障碍（主要是精神分裂症、情感性精神障碍）发病的“敏感年龄”。也就是说，这个年龄段，是精神分裂症、情感性精神障碍的好发年龄段，况且心理尚不够成熟，事业需要努力，经济需要积累，社会知识需要丰富，因此，不论已患精神障碍或未患精神障碍的青年，早婚都是不利的。

第二节　已婚精神障碍患者的家庭问题

精神分裂症、情感性精神障碍等精神疾病的发病原因，虽然至今尚未明确，但遗传因素及环境因素的影响，为大家公认。环境因素中的家庭因素甚为重要。娄焕明（1987）、黄少康等（1990）的研究，均发现家庭成员的变故和家庭教育方式或态度不良，幼年家庭生活气氛紧张，与精神分裂症发病的联系尤为密切。在患有重性精神障碍的家庭之中，上述因素更显突出。

陈建平（1990）曾对精神分裂症患者妻子的心理状态进行了调查。从调查结果可以看出，精神分裂症患者的妻子，在丈夫患病后精神上非常痛苦，家庭关系受到严重影响，其中3/4的妻子感到思想紧张、苦闷、害怕、担忧或怕被人看不起。半数的妻子与丈夫感情不好，甚至要求离婚。有些患者迁延不愈已完全不可能担负起丈夫的职责和角色。1/3婚前发病者，在结婚时妻子并不知道丈夫有病，后来犯病或了解有病史后，造成极大的精神打击。半数以上的妻子对丈夫的病情能否痊愈失去了信心。2/3 以上的妻子担心丈夫的病情恶化。

日本的山本裕（1985）对女性精神障碍患者的配偶态度也作了研究，发现女性精神障碍患者的丈夫，50%的态度不积极。

近年来，随着社区精神卫生工作的发展，家庭的地位和作用愈来愈受到人们的重视，由于精神障碍患者的回归社会和家庭，同时也给家庭照料者带来一系列的问题。

精神分裂症患者家庭中丈夫、妻子、孩子之间经常存在着妨碍交流的不正常三角关系，违背了配偶第一、儿女应附属于婚姻关系的原则。同时家庭各成员之间的关系界限不清及角色发生混乱，家庭呈现一种无序状态。在有些家庭内部夫妻双方不是平等而是一方占据主导地位，控制着整个婚姻关系，呈现所谓的婚姻偏斜状况，这种现象常与家庭成员的文化价值观念、经济条件、家庭背景、生活经历及习惯等有关系。有些父母对患者的家庭生活和婚姻往往采取过分干涉的态度，家庭成员间的个体自我表达能力受到影响，夫妻双方有某种过分附属于一方父母之家的倾向，这种现象多出现在有病一方，其家庭地位、经济条件较优越的家庭中。家庭经济条件较好者其婚姻质量与婚姻调适程序比家庭经济条件差者明显得好，Locke Wallance 婚姻调适测定量表测定婚姻幸福度，得分较高提示婚姻幸福度较好。经济条件和生活环境是患者配偶首要的生活质量需求，也是影响总体满意度的首要因素。此外，婚姻质量还与受教育水平及个人理念有关。

宋立升（1991）对精神分裂症患者的家庭负担研究后指出，其家庭负担一般认为是指患者对家庭和有关成员造成的问题、困难或不良影响。Hoeing 和 Hamilton（1966）将此分为客观负担和主观负担。客观负担指患者的疾病在家庭生活中成为一个扰乱性因素，以及由此引起的事件；主观负担指家庭成员承受负担时的心理感受。研究认为客观负担普遍存在于患者 的家庭中，突出表现在家庭日常生活、家庭经济和家庭成员关系等方面，并且负担的程序也比较严重。Greer 和 Fadden 等人认为，照顾者的社交活动受到限制是客观负担的主要内容之一。家属因照顾患者而占用了大部分时间，另一方面社会对精神障碍的歧视和偏见，使有些家属本身也感到羞辱，他们自觉或不自觉地减少了原来的社交活动。Gibbons的研究发现，客观负担与患者的症状严重程度呈正相关系。Greer等人认为，精神分裂症患者的“阴性症状”比“阳性症状”给家庭造成更多的问题。宋立升等研究发现，客观负担主要与患者社会功能缺损程度有关。在疾病初期，家庭对负担的体验反应强烈，随着病期的延长，家属对负担的耐受性加强，心理状态趋于稳定与平衡，而家庭负担在内容和形式上也可能比较固定。Arey（1980）总结了4022例的研究结果发现，在照料者中存在着较高比例的心理障碍，从适应性障碍到焦虑、抑郁。其主要影响因素为患者的症状严重程度及家庭照顾者所存在的心理障碍程度，若心理障碍程度较重，则持续时间也相对持久。原因之一，朝夕相处于慢性应激状态，造成了心理上的不平衡；原因之二，照顾者趋于老龄化，本身的社会适应能力下降。总之，精神障碍患者给家庭带来的影响是多方面的，其中对优生影响的严重性可想而知。

精神分裂症患者的家庭亲密度与精神症状呈显著负相关。患者的阴性症状会对婚姻质量产生严重影响，阳性症状仅与男性患者的婚姻评价有关，而与女性患者的婚姻评价相关性不明显。

重性精神疾病，不论精神分裂症还是情感性精神障碍，预后都不乐观，而且受许多因素影响。近年来大量研究表明，社会、心理、药物三者相结合的综合干预措施，有利于改善精神疾病患者的生活质量、减轻功能残疾。在心理社会因素中，婚姻状况、家庭结构及家庭社会支持系统，对精神分裂症的预后和转归有较明显的影响。婚姻状况较好，夫妻感情较融洽者，对预后有明显良性影响；而丧偶、离异或独居者预后较差。家庭结构和家庭照顾，对预后亦有重要影响，低情感表达家庭中患者的预后，较高情感表达家庭好。赵贵芳等（1995）对影响精神分裂症预后的多因素分析显示，良好的家庭干预，是保障精神障碍患者康复的核心因素，是精神障碍患者康复过程中，最应重视的关键环节。家庭是社会的基石，是精神障碍患者回归社会的大本营，是防止复发、巩固疗效的重要组成部分，它具有缓冲各类应激所产生的压力，维护心身健康的重要作用。

综上所述，家庭对任何一个人都是非常重要的，尤其对精神障碍患者更为重要。因此，精神障碍患者在组成家庭时，绝不能草率、匆忙。精神障碍患者的家庭存在着较精神健康者的家庭更多方面的问题，不但对患者本人及其他家庭成员有着不良影响，还直接或间接地影响着后代，影响着优生。所以，我们认为精神障碍患者的婚姻问题要综合考虑，应扬长避短，顾全大局，绝不能目光短浅。一旦组成家庭就应该相互关怀，和谐度日。对精神健康的一方来说，就要多付出一些爱、多付出一些关怀，特别注意患病方治疗的依从，因为这是家庭稳定、幸福的重要基础方面。总之，家庭是一个讲爱的地方。

第八章 女性精神障碍患者生育保健技术

精神障碍患者结婚后或结婚后患精神障碍者，都希望自己生一个健康的孩子。当然，这是一个系统工程。首要的问题就是婚姻美满、家庭和谐。继而是优孕、优生、优育。不过，精神障碍患者如何达到优孕、优生、优育呢？这是一个比较复杂而棘手的问题。本章从女性精神障碍患者生育保健角度结合目前研究成果，作一技术方面的探讨，供有关人员参考。

第一节 精神障碍患者优孕的保健技术

精神障碍患者的优孕，无论如何都无法与精神健康者相媲。因为精神障碍患者有着诸多因素影响着她们妊娠。也就是说精神障碍患者本身存在着对受孕、胎儿健康等诸多不利的因素。然而，在重视、克服不利因素的前提下，也不是不能生一个健康的孩子。

一、遗传因素与优孕

遗传因素在重性精神障碍的发病中起着重要作用，这是已被大多数学者所公认的。虽然其遗传方式尚未被探明和肯定，但是，遗传流行病学的研究结果显示，精神障碍患者的子女中，患同病者确实较一般人群高得多。赵贵芳等（1989）研究资料显示，精神分裂症患者子女患病率，是正常群体患病率的11.56倍。情感性精神障碍的研究资料（1994）显示，情感性精神障碍患者子女患病率更高，是正常群体患病率的205倍。尤其是精神障碍患者之间通婚，其子女的患病率还会增加，子女患病率在40%左右。遗传因素确实在某些精神疾病的发生中起着不可忽视的重要作用，严重危害着子代的精神健康。总之，精神障碍患者的受孕，受到了遗传负因的制约，影响着优孕。

当然，优孕是受着多种因素影响的，遗传因素也是影响优孕多种因素中重要的一个，而且精神障碍（精神分裂症、情感性精神障碍）的遗传方式，目前研究不符合显性遗传、隐性遗传，也不符合伴性遗传，多数认为是多基因遗传，然而从基因方面研究至今都没定论。设想寻找到一个基因来解决某个精神疾病的发病或病因，应该说可能性很小。因此，对精神障碍患者受孕问题，既要重视其遗传因素的影响，又不能肯定遗传因素影响的绝对性，要因人因病进行分析，依据当前的研究认识，提供技术指导，以达到相对优孕而已。

二、精神疾病的病情与优孕

精神分裂症、情感性精神障碍等重性精神疾病，都多在青壮年期或说婚育期发病。其病情又都主要表现为脑功能紊乱，患者失去正常人的思维、记忆、情感、行为等能力，患者的学习、工作、社会功能等均下降甚至丧失，生活不能自理，其性行为只可能是一种本能需求的表现，有的甚至出现性功能减退或丧失，优孕从何谈起呢！研究发现亲代的情绪特别是母亲的情绪，对子代有着不良影响。因此，患有精神疾病特别是精神疾病尚未治愈者的不良情绪，对后代会有严重不良影响。对女精神疾病患者来说，担负着“十月怀胎”的艰巨而光荣的任务，她们的衣、食、住、行等等一切，都直接影响着受孕及胎儿的生长发育，同时还要为病情的稳定及好转进行着治疗，因此，很难设想，一个病情未愈或病情严重的女精神障碍患者，能够做到真正优孕。所以，在《母婴保健法》中规定，“病情未愈”的精神障碍患者“暂缓结婚”，不仅仅单是针对结婚而言，对婚后面临生育，也是有重要意义及科学涵义的。

三、精神药物与优孕

精神疾病的治疗众所周知，不但治疗难度较大，而且容易复发。为此，精神障碍患者既需要较大剂量的精神药物治疗，又需要较长时间的精神药物维持或巩固，其巩固治疗用药时间一般说3~5年，第2次复发者需要8年，第3次犯病者提倡终生服药。就目前治疗使用的精神药品，对胎儿的安全性都值得重视，而且与服用的剂量及时间都有重要关系。特别对适龄生育的已婚女精神障碍患者，在孕前了解、咨询自己所用精神药物对胎儿的影响，以便指导和决定是否受孕，是必要的。在第五章中已分门别类，对当前临床常用的精神药物与生育的相关问题作了介绍，供大家参考。

精神药物在胎儿体内过程的特点与影响的关系，也是应该了解的。

胎儿处于发育阶段的不同，各器官功能尚不够完善，对药物的分布、灭能和反应与成人有显著不同。拿巴比妥类药物来说，母体应用巴比妥类药物时，胎儿体内的药物浓度，可超过母体一至数倍。

胎儿的肝脏解毒机能不足，在适当条件下，易在胎儿体内达到毒性浓度，特别是胎儿在母亲腹内生活的前半期，血脑屏障渗透性特别高，有的药物（如巴比妥）大部分可蓄积在脑、肝等主要器官中，用药时应注意。

在胎儿体内排泄缓慢的药物，亦易造成蓄积，故反复大剂量应用时，有可能蓄积起来，对胎儿器官造成损害。第五章中所述五氟利多致胎儿畸形及缺陷，其机理可能也就在于此。

胎儿对各种药物的反应，在很大程度上取决于化学药物所作用的器官或组织的发育成熟程度。如短期采用一般治疗量的氯丙嗪，对胎儿可能无害处，但是，胎儿出生后，随着相应的网状结构的成熟，氯丙嗪的安定作用才显现出来。

四、精神障碍患者生育的风险及对策

精神分裂症、情感性精神障碍不论从遗传因素影响，还是从精神疾病病情及精神药物角度，对精神障碍患者的生育都存在着一定程度的风险。但是，不论从法律角度，也不论从社会学角度，还是精神医学角度，都不能说精神障碍患者尤其是治愈者，绝对不准生育，应因人因病因病情及治疗效果区别对待，故对已婚生育年龄的精神障碍患者生育，提出如下优孕保健技术建议：

1．男女均为重性精神疾病患者的，本应不宜通婚，但已经结婚者，不论病情痊愈与否，都不宜生育，应积极提倡绝育。因为在他们当中潜在的危险因素太多，如他们既存在病情、用药的影响，更存在遗传因素的作用，即遗传因素累加的可能风险，同时组成的家庭也存在着经济及对子女抚养、教育等一系列的实际问题。

2．男女双方均为重性精神疾病（精神分裂症、情感性精神障碍）高发家系成员者，本应不宜通婚，但已经结婚者，不宜生育。因为，虽然他们目前精神状态未见明显异常。但是，他们本身仍处在高发风险年龄段中，并且将来所生子女的发病风险太大，所以不宜生育，采取绝育是积极、有效、较为妥善的重要措施，将有利于家庭，也有利于国家和整个社会。

3．精神障碍尚未治愈，服用较大剂量的精神药物及服用对胎儿有较大不良影响精神药物的患者，尤其女精神障碍患者，不宜生育。因为她们既有精神药物对胎儿产生缺陷的风险，又有精神障碍病情不利的因素，且有产后病情加重的危险性及喂养呵护婴儿等一系列问题，故不适宜生育。

4．精神障碍治疗痊愈后巩固尚未达2年及2年以上及精神障碍患病后易复发者，不宜生育。因为精神障碍治疗痊愈后的两年内是高复发风险年，病情复发后，不管病情及治疗用药都对胎儿不利。

5．精神障碍患者不宜生2胎及2胎以上。因为研究发现，不论是精神分裂症，还是情感性精神障碍，发病风险随着胎次的加大而加大，并且随着父母年龄增长所生的孩子发病的风险加大，所以精神障碍患者要生育，不论从科学角度，还是从政策角度，也是只生一个好！

6．精神疾病严重不愈或已成慢性、衰退状态者，本不应结婚，更不宜生育，而且以绝育为佳。因为他（她）们的生育，尤其女精神障碍患者，不论从任何一方面考虑，都是不利的，所生养的孩子，起码心理状态也不会健康（详见第十三章）。加之经济问题、抚养教养问题，都不利于优生。

7．精神障碍的发病虽然与遗传关系密切，但尚缺乏充分证据说明是遗传性疾病。对精神障碍患者的产前检查，进行羊水穿刺细胞学培养，以及染色体检查，目前的研究尚不能确定其临床意义。但是，对与染色体有关的精神发育迟滞患者，进行羊水穿刺细胞学培养、染色体检查，是非常重要甚至是必须的。

8．关于妊娠期应用B超对胎儿进行检查问题，国外有关专家研究发现，常规B超检查3次以上，会使胎儿出生的体重降低，一直到5岁左右，才恢复到对照儿童的水平。还有一小部分在胎儿期受超声照射的儿童，出现诵读困难。研究发现胎儿受大剂量超声照射会造成细胞染色体互换率提高、细胞带氧能力下降等不良反应。为此，我国学者徐智章（1994）指出，用B超检查胎儿，时间要短，超声能量要低。对不是必须做B超检查的孕妇，怀孕前三个月内不要做B超检查，以免发生不应该的不良反应。

9．优生咨询、遗传病咨询医生，计划生育科学工作者，尤其是精神病学工作者，要认真掌握精神障碍患者婚育风险的要点，以便较好地进行指导。适逢婚育期的精神障碍患者，应积极、主动地征求有关咨询指导，切实按科学进行结婚、生育。精神障碍患者家属，应支持、引导精神障碍患者按科学实施婚育。

第二节 精神障碍患者妊娠期的保健技术

赵贵芳等（1994）对有关精神障碍患者妊娠期的病情进行了由全国15个单位协作的多中心研究，观察了不同精神障碍女性患者妊娠期病情共214例，其中精神分裂症患者168例，情感性精神障碍患者30例，癔症16例。精神分裂症痊愈维持治疗者，妊娠期均未见复发；未维持治疗者的复发率为15.38%。本组精神分裂症治疗痊愈维持治疗及未维持治疗妊娠期的总复发率为2.40%。支持国内外研究精神分裂治疗痊愈后妊娠期复发较少的结论。但是，研究显示存有精神病性症状即尚未治疗痊愈者，妊娠期病情较易波动。也就是说，妊娠对恶化原有精神障碍症状有一定影响。该研究情感性精神障碍及癔症患者，不论维持治疗与否，痊愈者妊娠期病情均未见波动。总起来该研究结果提示，治疗痊愈的精神疾病患者，妊娠期病情复发者较少。杨建波等（1999）的研究也提出相同的结论。该研究结论支持上一节中提出的精神障碍患者生育风险对策的建议。

为什么治疗痊愈的精神障碍患者妊娠期的病情较少复发呢？许多学者研究认为，在妊娠期孕妇具有对各种精神疾病抑制发病的能力，妊娠早期更具抗精神障碍的能力。因此，治疗痊愈的精神障碍患者妊娠期较少复发。动物实验证实雌性激素具有抗多巴胺能效应，而多巴胺与精神障碍有密切关系，因此雌激素可能有轻度抗精神障碍作用。孕妇妊娠期雌激素分泌增多，推测抗精神障碍能力与此有关。

但是，精神分裂症患者妊娠期病情也绝非绝对安全，也确有一定复发率及早期病情波动者。因此，精神障碍患者妊娠期病情稳定与否，可能与不同疾病转归不同有一定关系。对需要妊娠的精神障碍患者，提出如下妊娠保健技术指导意见：

1．情感性精神障碍（含癔症）患者，病情治疗已达痊愈，而且巩固治疗一年以上，可停药妊娠。但是，在停药期间要严密注意病情变化。若尚未怀孕病情又复发或波动者，应先行治疗，控制病情，不可急于妊娠。依据药物研究清洗期一周，故适于妊娠者，一般认为停药两周后即可以妊娠（应用长效制剂精神药物者除外）。具体操作可选择月经来潮前一周停药，那么到下次排卵周期时，患者体内所蓄积精神药物的量，经过自然排泄已基本清洗，就不会成为对胎儿影响的因素了，如果此时妊娠，不但对胎儿的影响较小，而且病情一般也会稳定的。

2．精神分裂症患者，治疗痊愈且已达2年以上，又无复发及复发倾向者，可停药妊娠。精神分裂症患者受孕注意事项及择孕操作方法同上。但是，对停药妊娠的精神分裂症患者，更应特别注意病情变化，及时采取必要的措施。

3．对存有精神病性症状及治疗巩固时间不足的精神分裂症患者，本不应受孕，但已受孕者，妊娠期有选择地维持治疗，很有必要。但是，维持治疗所用药物应考虑到对胎儿及孕妇病情两个方面。既要选用对胎儿影响小的药物，又要对孕妇的病情控制适合，同时所用剂量又不能过大。否则不宜妊娠或应终止妊娠。

4．精神障碍患者计划外妊娠的保健。有计划的妊娠是理想的，可以根据夫妻的意愿及优孕原则来进行妊娠。然而，计划外妊娠在精神健康人群中也有近39%（张红梅，2004）。精神障碍患者中计划外妊娠可能还会高，很多病例是在一些药物的高危险期或之后才认识到妊娠的。此时如果停药可能使患者的良好状态处于危险之中，而获益很少。在调整治疗计划时应该考虑到患者病情的稳定性、妊娠周数、抗精神病药物和治疗的优先选择。应该给患者服高剂量的叶酸（每天3mg）。在这种情况下流线型的药物治疗原则和应用最小影响剂量可能是有效而稳妥的治疗方法。

第三节 精神障碍患者产后的保健技术

精神障碍患者产后保健包括：影响产后病情的因素；产后病情表现；产后治疗等诸方面。因此，产后保健技术指导也分述之。

一、影响精神障碍患者产后病情的因素

精神障碍患者产后的病情受诸多因素的影响，其中有精神疾病本身的因素，如精神障碍不论精神分裂症还是情感性精神障碍，都易复发；精神障碍治疗用药与否的因素，产后不用药病情复发的风险大；精神障碍患者产后大脑机能敏感性增强或脆弱的因素，妇女产后一般大脑机能敏感性增强或脆弱，而精神障碍患者产后可能较精神健康者产后大脑机能敏感性更增强或更脆弱；精神障碍患者产后内分泌改变的因素，妇女产后都会有内分泌的改变，而精神障碍患者产后内分泌的改变可能更会影响其病情；精神障碍患者产后休息、饮食等也会影响其病情；精神障碍患者产后心理、情绪较精神健康的产妇更易波动，心理问题更多，从而影响其病情；精神障碍患者产后的环境也是影响其病情的重要因素，因为她们本来对环境的适应性就差。产后对婴儿的哺乳、照管，既尽心又尽力，对精神障碍患者的产后病情也具有十分重要的作用。

二、精神障碍患者产后病情

赵贵芳等（1994）对精神障碍患者产后病情与治疗进行了

研究。按精神障碍患者怀孕时痊愈，产后病情波动者，称为复发；怀孕时病情未愈，产后病情波动者，称为加重。研究时限以产后3个月为期限。结果发现精神分裂症患者产后病情总波动率占49.40%，其中复发者占46.99%，加重者占51.76%。情感性精神障碍患者产后复发占50.00%。癔症患者产后复发占62.50%(注：情感性精神障碍及癔症患者，怀孕时病情均为痊愈，故无加重者)。说明不论精神分裂症、情感性精神障碍及轻性精神疾病中的癔症患者，产后病情均易波动、复发或加重。

三、精神障碍患者产后病情的治疗

为了防止精神障碍患者产后病情复发或加重，据以上研究认为，妊娠期服用着药物维持治疗的精神障碍患者，产后应适当增加其所服药物的剂量，其增加剂量的多少参照原服用最高有效剂量，由精神科医生视产后病情表现调整。妊娠期一直未维持治疗的精神障碍患者，产后应尽快、尽早给予足够治疗量的、有效的精神药物，其药物选择及剂量应参照原治疗方案而定。

值得特别指出的是，服用锂盐的精神障碍患者，妊娠末期、分娩前，应停用锂盐治疗。因为除锂可造成新生儿窒息、黄疸、甲状腺肿大外，还有一个重要理由是：妊娠对肾小球滤过率有影响，在怀孕后期，有30%~50%的孕妇的肌酐清除率是升高的，而在分娩时又急速下降。个体锂的留贮量取决于它的摄取和肾脏的排泄。故在妊娠末期、分娩及产褥期，调整锂的剂量是必要的。分娩前后几天内停服锂是妥当的，否则可能导致母亲和孩子锂中毒！这一点与其他精神药物（抗精神障碍药物、心境稳定剂、抗抑郁药物、抗焦虑药物等）在妊娠末期、分娩、产后在精神障碍患者体内的变化，有重要区别。服锂的精神障碍患者妊娠末期停用锂治疗，待分娩后 5~7 天，再从小剂量递增开始加服锂盐，以防病情波动。

第四节 精神障碍患者哺乳及婴儿的保健技术

精神药物对乳婴儿的影响，已受到广泛注意，其范围涉及精神科、内科、妇产科、小儿科、计划生育学科等。在各类精神疾病年龄发病率中，生育年龄（20~40岁）患病率达50%左右。此外，非精神疾患孕妇服用精神障碍药物者亦不少见。国外有人统计37.50%的孕妇，在某个阶段服用过精神药物。关于精神药物对乳婴儿的影响，近年来不论实验研究，还是临床观察，都证明母亲服用精神药物对乳婴儿有一定不良影响，我们在第五章中作了相关的叙述，供读者权衡哺乳利弊时参考。

健康人的母乳具有十大优点，因而被推崇，大力宣传，提倡母乳喂养。然而，精神障碍患者产后，不论从服用精神药物对胎儿的不良影响，还是从哺乳对产妇的心身影响、生活影响等方面，都值得商榷。

精神障碍患者分娩后，研究提示病情痊愈者妊娠期未服用精神药物维持治疗的，为了预防产后病情复发，需要加服精神药物；病情未愈，妊娠期一直服用精神药物维持治疗的，为了预防产后病情加重，也需要加大所服精神药物剂量。这样不论何种病情状况，产妇产后所服精神药物都不可避免地进入乳汁，当乳婴儿吃其乳后，可能产生不良影响。因此，显示精神障碍患者产后不宜授乳，应人工喂养为佳。

精神障碍患者由于分娩及分娩后精神紧张，身体疲劳，需要好好休息恢复，给婴儿授乳，不但增加其心理负担，而且还会影响其睡眠及情绪。对精神疾病病情差的患者来说，也很难喂养好、照顾好乳婴儿。这也是精神障碍患者产后停止授乳，而应行人工喂养的一个理由。

总之，当患者分娩后使用精神药物时，主要应权衡精神药物通过母乳对婴儿的影响，及中断哺乳可能对婴儿带来的负面影响，还有哺乳对产妇病情的影响。可有以下几种选择：

1．母亲服药，停止对婴儿的哺乳，采用其他方式喂养。

2．母亲病情不稳，停止对婴儿的哺乳，采用其他方式喂养。

3．在医生指导下一方面哺乳，一方面服药。但要选择药物及剂量，还要密切监测婴儿临床状态，如睡/醒周期、喂养情况等。有条件时应监测婴儿血清药物浓度，特别是3个月以内的婴儿。

4．若婴儿本身有医学问题如未成熟儿或母亲还同时服用其他药物等，哺乳更应慎重或更应注意跟踪婴儿的血清药物浓度。

第九章　男性精神障碍患者婚育保健技术

目前不论精神分裂症还是情感性精神障碍，均无产前诊断方法。

男性精神障碍患者的生育医学指导可根据具体家系分析及风险估计。具体生育保健技术可参照第八章的相关内容。其遗传因素风险，多基因遗传和常染色体隐性遗传，只要避免近亲结婚和同病患者结婚，一般可以生育。常染色体显性遗传患者不宜生育。不过精神分裂症、情感性精神障碍，到目前研究为止，尚不能说是遗传性疾病，仅为与遗传因素有关或密切的疾病。而且多数研究认为精神分裂症及情感性精神障碍为多基因遗传，单从这一角度，应该是可以生育的。

精神药物对精子和精子发生的影响及与胎儿的关系，目前已知有的精神药物可使睾酮生成减少，睾丸缩小，生育力和性欲降低。但是，是否造成子代畸形或是否由精子受到损害所引起，这一点尚不清楚。目前的精神药物对生殖细胞诱变的研究，尚未发现有明显影响。心境稳定剂锂有微量从精液排出体外，但未证实对精子及受孕有何影响。因此，从精神药物对男性生育影响来说，除生育力和性欲降低的影响外，对精子的影响目前尚未研究证实，而且受孕是一次性性行为，不像女性患者“十月怀胎”一直受药物影响的可能。对已治愈的病情稳定的男性患者，单从精神药物服用来说，生育还是可以的。

至于男性精神障碍患者的病情及其社会功能、生活质量、与配偶的关系等对受孕及胎儿的影响，应该是有关的，但尚未见系统研究。不过精神障碍男性患者，因病情不能很好充当“丈夫”、“父亲”角色是肯定的，就目前传统习惯和社会习俗，对精神障碍病情不好的患者，也只能提倡不生育为宜。病已治愈且病情稳定的男性精神障碍患者，一般说是可以生育的。

第十章　精神障碍患者节育问题及保健

精神疾病是一组常见病、多发病，是绝对不可忽视的疾病。按照WHO、世界银行、哈佛大学联合进行的全球疾病负担（Global Disease Burden，GBD）的研究估计，精神神经疾病的负担相当严重。以伤残调整生命年（DALY）作为指标，1990年精神神经疾病占疾病总负担的10.4%。我国的这个数字还要高些，为14.2%（加上自杀/自伤则达18.0%）。在DALY中超过1%的25种主要负担源中精神疾病占5项：抑郁症、自杀/自伤、双相情感障碍、精神分裂症、强迫症。2020年将上升至15.5%（加上自杀/自伤则达20.2%）。在20种主要负担源中，精神疾病占6种，除了前述5种疾病外，痴呆也在主要负担源行列。从这些鲜活的数字中，不难看出精神疾病是严重危害人类健康及造成沉重负担的疾病。

我国精神疾病的总患病率保守估计也在12.69‰（1986年），平均不到百人中就有一个，而且他们发病于青年（15～29岁），多数面临结婚生育。研究发现发病随胎次增加而增长。因此，他们的节育问题，是一个不可忽视的重要问题。

精神障碍患者的结婚率、有孕率、平均孕数，都不比精神健康的正常人低，甚至还高。以实际计划生育初期和早期时的精神分裂症患者为例，寻民赖（1981）报告结婚率45.2%（正常人结婚率54.1%），其中男性精神分裂症患者的结婚率32.8%～45.6%，女性精神分裂症患者的结婚率57.6%～67.9%。谢孟熙等报告（1990），男性精神分裂症患者结婚率35.3%，女性精神分裂症患者结婚率64.7%。两个研究相距10年但结果及结论基本一致。精神分裂症的有孕率很高，寻民赖报告92%，谢孟熙报告98%，可能与生活水平提高、精神分裂症患者的躯体健康、生理功能也提高有关。平均孕数2.9胎，其多胎率、现有子女数，与正常人比较无显著差异。

但是，精神障碍患者的结婚年龄较早，尤其是女精神障碍患者更早，25岁以内结婚者占14.48%。而且节育率只有54.1%，远低于正常人，未采取任何节育措施者，女患者占14.4%（健康人为6.2%），男患者占5.7%。寻民赖（1986）还报道，精神分裂症患者节育前已有子女平均为2.7个，其中独生子女率仅为健康人的1/4～1/8，其中半数以上患者病后6～12年才节育的。3/5的患者采取避孕性节育。有42.4%的子女是父或母病后所生的，2/3者为病情未愈所孕。由此可看出精神障碍患者节育的必要性和艰巨性。

关于精神障碍患者实施节育术，寻民赖（1986）调查，节育术的并发症发生率与健康人相近，已行节育术患者的复发率与未行节育术患者的复发率无明显差别。但节育有效率低于健康人，女性精神障碍患者最低，15.2%的子女是患者节育后复孕而生的。提示精神障碍患者的节育措施应选择安全、可靠性强的方法为佳。

依据精神障碍遗传、病情、患病率、胎次、精神药物、组成家庭、节育有效率等因素的综合考虑，寻民赖、方永璋、江三多、王枢、赵贵芳等学者的研究均指出：精神障碍患者应该节育、精神障碍患者能够节育、精神障碍患者必须节育。精神障碍患者的节育措施建议以绝育手术为主。精神障碍患者的绝育手术，应以女性精神障碍患者为主。

为了个人、家庭的幸福，为了社会的安全，为了提高全民族的素质及心身健康水平，全社会都来重视，做好精神障碍患者的节育工作。首先让精神障碍患者的家庭及患者自己认识到，节育术对精神障碍患者是适用的，与正常人一样的安全，复发率不受节育术的影响，以怕犯病为借口，影响计划生育政策的落实，是没有科学依据和没有道理的。有关计划生育的工作人员，对精神障碍患者计划生育的重要性、特殊性、可行性，要充分认识，不要姑息迁就或“怕”字当头，从而放松管理。要积极耐心地宣传精神障碍患者实行计划生育的重要性、必要性、安全性以及精神障碍患者不实行计划生育对个人、家庭、国家造成的潜在和/或直接的危害性。精神障碍患者科学地实施计划生育的条件，已经成熟，已经完全具备。精神障碍患者的计划生育，是国策的重要组成部分。

第十一章　女性精神障碍患者流产及分娩的保健

妊娠、分娩对女性来说都是一个重大的应激事件。妊娠这种应激事件对女性精神障碍患者可能有好处，有证据表明，妊娠期精神障碍的发病率减少，就情感性精神障碍来说，妊娠期的发病率为平时的3/4。但是，分娩后精神障碍的发病率却显著增加，以情感性精神障碍而言，分娩后第一个月的发病率为平时的5倍，分娩后第2~12个月的发病率为平时的2倍。

流产是一种特殊的分娩，也是一个重大而特殊的应激事件，同样对精神障碍的发生与复发有着不良的影响。因此，对女性精神障碍患者发生流产和分娩时，除需处理流产或分娩外，尚需注意精神症状是否加重或复发，并及时进行应对处理及保健。

第一节　女性精神障碍患者自然流产与人工流产的保健

一、精神障碍患者的自然流产

（一）流产的定义

胚胎在妊娠第28周以前自母体子宫腔排出者称为流产。主要症状为阴道流血和腹痛。

（二）流产的原因

精神障碍患者的流产原因除与健康人群相同如胚胎方面——孕卵畸形、羊膜疾病等；孕妇本身方面——急性传染病、生殖器官疾病、内分泌疾病、中毒和外伤等，在精神障碍患者来说，精神药物致流产及精神药物致孕卵畸形而流产、患者兴奋躁动自杀／自伤等精神病性精神症状致流产，都可见到。

（三）流产分型

流产分型与精神健康人无异。

1．先兆流产　发生于妊娠初期，阴道有少量出血，下腹或腰部稍感疼痛，子宫颈外口无扩张现象。

2．难免流产　阴道出血量多，且有血块、下腹疼痛加重，有节律性子宫阵痛，子宫颈外口扩张。

3．完全流产　排出完整的胚胎组织，产后子宫迅速复旧，恶露于数日内消失。

4．不完全流产　胚胎已排出，部分或全部胎盘仍滞留在子宫腔内，阻碍子宫收缩，致子宫大量或继续出血，患者可发生休克、贫血和继发性感染。

5．过期流产　胚胎死亡并滞留子宫内至少一个月者称为过期流产。多先有先兆流产症状，以后子宫不复长大，且逐渐缩小变硬，或有间隙性少量阴道出血或棕色带下。

6．习惯性流产　连续流产超过三次者。

（四）流产处理

流产的处理同健康人群，不过流产后即由精神科医师进行治疗处理，避免精神障碍复发或加重。

二、精神障碍患者人工流产

（一）精神障碍患者人工流产适应证

英国Bridges提出下列情况怀孕的精神障碍患者应作人工流产：①发生精神分裂症；②有自杀企图时；③孕妇因精神障碍后致性格极度不稳定者；④社会和家庭的和谐程度不能维持时；⑤如继续妊娠可能会对孕妇产生不利影响时。另外，若服用对胎儿影响不良的精神药物及较大精神药物剂量对胎儿不利时，也应考虑人工流产。

（二）不宜立即进行人工流产的精神障碍患者

若精神障碍患者有意识障碍时，不宜立即进行人工流产，应在意识障碍消除，意识恢复后，再根据情况进行人工流产；对急性兴奋躁动者应尽早进行人工流产，但必须在较大量苯二氮䓬类药物控制安静后进行，人工流产后立即按病情进行精神疾病系统治疗。凡因精神障碍病情不能接受或暂时不宜操作者，均应待病情经过治疗好转后，再进行人工流产。

（三）精神障碍患者人工流产手术

应由妇产科医生或计划生育工作者处理。精神科医生协助处理精神科问题。

（四）精神障碍患者人工流产前后的精神科处理

人工流产前精神障碍病情不稳定，人工流产后立即住院按所患精神疾病进行系统治疗。若人工流产前精神障碍病情稳定，人工流产后也应适当加强治疗，加大所服精神药物剂量，以避免病情波动或加重。情绪波动者可给予适当的支持性心理治疗。

第二节 女性精神障碍患者分娩的保健

一、分娩的概念

分娩是妊娠满28周以后，胎儿及其附属物由母体娩出的过程。

临产的主要标志是规律性子宫收缩，持续30秒以上，间歇5~6分钟左右，且伴有进行性子宫颈管展平、子宫颈口扩张和胎先露下降。

二、产妇分娩前心理状态与相关因素

分娩是一自然生物学过程。然而在人类，分娩往往构成重大的应激事件，尤其对初产妇更容易出现一些心理变化。刘兰芬、赵贵芳等（1998）对 100 例正常初产妇产前心理状态及相

关因素调查分析结果：产前孕妇焦虑、抑郁发生率为11%，与国外Kitamdra等报道基本一致。但较国内韩蓁报道的25.5%为低，可能与本研究病例多为城市产妇有关。

分析产妇分娩前心理状态的相关因素发现：产妇的处世表现、情绪控制、流产史、与父母的关系、对分娩的心理准备、家庭角色充当六项因素有明显相关性。其中，患者个性尤其是处世表现疑虑，遇事情绪控制不良、易激动，以往没有经历过流产体验，与父母关系不良，对分娩心理准备不充分而表现恐惧、紧张，家庭角色不平等等，可能是导致产前孕妇心理变化的重要因素，与国内外文献报道一致。多元逐步回归分析表现紧张、恐惧；突出了与父母关系不良，对分娩心理准备不充分，处世表现疑虑三个因素，且与其心理状态呈正相关性。即与父母关系越好，对分娩心理准备越充分，表现越平静；处世表现豁达，则产前产妇心理状态越好，愈不容易出现心理问题。国内外还报道，住房拥挤、婆媳关系不和、经济情况差、对胎儿性别不满意、家庭支持系统不良与产前孕妇心理状态有相关性。

因此，医学模式的转变在产科的重要性，已不再是单纯分娩接生的技术问题，在产科开展心理卫生宣教与咨询是非常必要的。其宣教对象不但针对产妇，还应包括家庭——丈夫、父母及其他家庭成员。宣教重点应放在目前急需解决的几个问题上：①产前对包括丈夫、公婆及父母等家庭成员进行有关心理卫生宣教，处理好与孕妇之间的关系，让孕妇有一个充满温馨和谐的家庭环境，让孕妇感到舒适安慰，减轻心理负担，全身心地投入到分娩准备中去。②孕妇本身也要进行有关分娩知识的宣教，使孕妇充分认识到分娩只是一个自然的生理过程，全面地了解分娩全过程及产后情况的应对，达到情绪充分放松，以减少产前紧张恐惧的心理状态。③对孕妇进行个性指导，指出处世要豁达而不疑虑，凡事要心胸开阔，尤其是在孕期更应注意，尽量保持心情舒畅、轻松地度过这一特殊时期。④针对胎儿性别、住房条件、经济状况、婆媳关系、夫妻感情诸因素影响的消除，予以心理咨询与指导，使产妇正确对待与认识。

关于女精神障碍患者分娩前的心理状态及相关因素的研究，尚未见很好的系统研究报道。不过女性精神障碍患者分娩前的心理问题，不会少于精神健康者，相关因素也会多于精神健康者，在尚未有完整资料作依据前，上述研究结果仍可供女性精神障碍患者分娩前心理咨询与保健参考。也可作为我们对女性精神障碍患者分娩前的宣教内容与重点。

三、分娩前精神科问题

绝大部分妊娠前精神障碍已治疗痊愈的女患者，孕期病情稳定，分娩前一般不会发生病情波动，其分娩处理与精神健康的产妇基本相同。但产妇应视为高危产妇，以防患于未然。

对少部分妊娠前精神障碍虽已治疗痊愈，但妊娠后期或分娩前病情波动的精神障碍产妇，可给以适当原治疗有效的抗精神病药物。分娩前如情绪有波动可给以适量苯二氮䓬类药物，高春霓、赵贵芳等（1998）研究 96 例分娩前服用地西泮 10mg 的精神健康产妇，对产妇分娩及新生儿均未见不良影响。

对精神障碍未愈，孕期一直服用抗精神障碍药者，分娩前照常继续服用，情绪波动者可加服苯二氮䓬类药物，严重躁动兴奋者也可于分娩前肌注氟哌啶醇 5mg+ 海俄辛 0.3mg。

若产科医生及家属有请精神科会诊或咨询分娩者，精神科医生应热情予以配合及支持。此时精神障碍患者在有精神科医生陪同下，增加了安全感，有利于分娩的顺利进行。

第三节 女性精神障碍患者产褥期保健

从胎盘娩出至产妇全身器官（乳腺除外）恢复至正常非孕状态，此阶段所占时间间期称为产褥期，一般为6周。

产褥期应注意营养，保证充分的休息和睡眠，避免任何体力劳动，早期下床活动有利于恶露畅流和子宫复原，但要注意清洁，防止感染等。产褥期的心理应特别重视，一方面体力极大地消耗疲乏，一方面精力极大付出，此时大脑的敏感性特别高。因此，产褥期容易出现脑衰弱综合征、焦虑和癔症发作，也有产后心绪不良、抑郁及精神障碍发生者，详见第十四章。

患者原有精神障碍如精神分裂症、情感性精神障碍及癔症，产后复发者占50%，加重者则在半数以上，因此产后应加强原有治疗，孕期停药者应于产后立即恢复治疗，以防复发。各病产后治疗的具体操作见第八章第三节。

第十二章　精神障碍患者子女的保健

精神障碍患者子女的保健归根结底是优育问题。精神障碍患者子女的优育，较精神健康人子女的优育更具有重要性和特殊性。一方面精神障碍患者家庭的特殊性决定了子女优育方面的特殊性；另一方面子女虽然出生后躯体未见异常，但是精神上的健康，尚需经受时间的考验，因为精神障碍的发病多在15岁以后才能表现出来，而且其间也受多种因素的影响，其中优育的重要性更加显著，必须引起足够的重视。

第一节　精神障碍患者的家庭与子女保健

家庭通常是社会的基本单元或社会的基石，是一个人最早和长时期接触到的重要社会环境。一个人的生命开始之前，家庭就为之提供了生物学和人文方面的种种遗产，人的终生大部分时间在其中发展，无可避免地与家庭成员发生心理的、社会性的种种相互影响和依存。那么出生于精神障碍患者及其家庭中的子女，所获得的“遗产”与环境，对今后的成长无疑与精神健康者家庭中的子女有许多不同之处，有许多不足与缺陷，影响是必然的，也是深刻的。

一、亲代精神异常对子女的影响

Rütter 早在 20 世纪 60 年代初就发现，儿童精神科门诊患儿就诊者中，患儿父（母）亲精神异常者比精神未见异常者高3倍。患儿父（母）亲精神异常者中患神经症、情感性精神障碍和人格异常者居多。Buch（1995）、Nellner（1965）观察到，父母（特别是母亲）精神不健康时，他们的孩子发生情绪与行为异常者较多。研究认为双亲中一方患病时，异常的行为会给儿童直接带来影响；此外，造成的家庭关系不融洽，儿童对家庭交往的适应不良，亲子相互间的关系失调等因素，对儿童患病也起了促进作用。

Slater（1958）报道父母之一患精神分裂症，子女患同病者为16.4%。父母之一患情感性精神障碍，子女患同病者为12.8%。Reed等报道父母之一患精神发育迟滞者，其子女同病率为19.90%。国内查富树（1982）报告父母一方患精神分裂症，子女患同病者高达37.60%。邝培桂（1983）报告父母之一患精神分裂症，其子女同病率也达24.38%。夏镇夷等（1980）报告1例高发情感性精神障碍家系，先证者（母亲）患躁狂症，生育14个子女，其中9个患情感性精神障碍，1个患精神分裂症。上述因果表现，除了遗传因素外，亲代患病的异常行为给子代的直接影响，以及家庭的间接影响，无疑也有促进作用。

Kashni等（1987）研究指出，父母有病理心理和精神疾病的子女，其心理偏差的发生率明显高于父母正常的子女。Hans等（1999）研究结果显示，精神分裂症患者子女神经行为问题异常率是正常同龄儿童的3倍。Kunugi等（2001）认为不良家庭环境是造成儿童行为问题的主要因素之一。

二、精神障碍患者夫妻感情及家庭气氛对子女的影响

精神障碍患者结婚后夫妻感情受多种因素制约。王文甫等（1993）对精神分裂症患者婚姻满意与破裂的比较分析中发现，自由恋爱和婚前发病配偶知道者，婚姻满意度高。婚前发病60例中，配偶知道有病的50例，其中婚姻满意者24例，一般者18例，破裂者8例。该组总破裂16例占26.67%。连同一般者，夫妻感情疏松共占56.67%。其中，我国人民素有同情关怀病弱者的美德，许多患者的配偶，含辛茹苦，委曲求全，挑起了奉老、扶病、抚幼的家庭重担，长期与患者生活而不离弃，默默

奉献。对夫妻关系恶劣者，也常由各级政法部门、基层组织积极予以调解，减少了离散。否则离婚率还要高。

在离婚者中，大多数是由配偶提出，且以患者有精神障碍为理由多见，其中又多数为婚前不知道患者有病。因此，目前有的患者家庭，对其病情千方百计进行隐瞒，尤其在择偶时更是如此，这种做法实在是不可取，因为其结果为将来组成的家庭的不稳定埋下了一颗定时“炸弹”！

寻民赖（1981）调查39例离婚精神分裂症患者的离婚理由见表12-1。

表12-1 39例离婚精神分裂症主要离婚原因

主要原因	男	女	总计	%
患者本人坚持离婚	4	1	5	12.8
配偶坚持离婚	15	8	23	59.0
患者因病态言行受政治运动冲击	4	1	5	12.8
配偶受政治运动冲击	0	1	1	2.6
未生育	0	5	5	12.8
合计	23	16	39	100.0

精神障碍患者家庭维持现状的背后真实情况如何，陈建平（1990）对精神分裂症患者妻子的心理状态调查结果显示：精神分裂症患者妻子，在丈夫患病后精神上非常痛苦，家庭关系受到严重影响，其中3/4感到思想紧张、苦闷、害怕、担忧或怕被人看不起；1/2与丈夫感情不好，甚至要求离婚。1/3婚前发病者，在结婚时，妻子并不知道丈夫有病，而造成极大的精神打击。1/2以上的妻子对丈夫的病情痊愈失去了信心。2/3以上担心丈夫病情恶化。

当然精神障碍患者的上述情况，在女性患者中的体现还比较乐观，结婚率、离婚率、婚后家庭满意度，均明显高于男性精神障碍患者。但是女性精神障碍患者配偶的态度，也绝非没有反应。山本裕（1985）对30例住院一次以上的女精神分裂症患者的丈夫，进行了婚姻生活和患者发病后的日常生活及将来问题的了解。患者丈夫的态度，根据面谈与卡片问答的态度，可分成四型：

1．客观型　指对患者的态度基本理解和支持，共 15 名，占 50%。

2．拒绝型　对患者的态度是冷淡的，并不想对患者的疾病有所理解，对治疗不合作，对接妻子探家也多不遵从，共6名，占 20%。

3．消极型　丈夫对妻子的态度不向医生流露，对治疗也消极被动，虽遵从医嘱与患者会面和外宿，但常持回避态度，共 6 名，占 20%。

4．动摇型　对患者不是采取客观冷静的态度，而是易受周围情况的影响而动摇。对疾病的理解往往自以为是，有时与医师持对立态度，共 3 名，占 10%。

对将来顾虑最多的是担心复发、再入院及病情恶化，担心把病遗传给孩子和子女抚养等问题。

从上述可以说明，精神障碍患者夫妻间的感情，绝大部分是不够密切的甚至表现很差，这样的家庭气氛也就紧张。由于患者疾病在家庭生活中成为一个扰乱因素，以及由此所引起事件（客观负担），不论客观因为照顾患者而占用了大部分时间，及主观因社会对精神障碍的歧视、偏见，使家属本身也感到羞辱，这样的家庭自觉或不自觉地减少了社交活动，从而家庭气氛也表现的死气、隔绝。家庭中常存在应激因素，这种家庭可谓残缺家庭。试想生活在这样气氛紧张、死气、隔绝的残缺家庭中的儿童，身心能不受到影响？他们的优育谈何容易呢！

家庭成员间特别是父母间关系不和谐，对儿童影响极大。

父母感情破裂或离婚，家庭成员间经常争吵以及家人酗酒、道德败坏和违法乱纪者，往往对孩子的个性发展带来危害。北京师范大学儿童心理研究所（1995）开展的一项调查表明：父母离异对儿童的心理发展，具有显著的消极影响，而且这种影响是长期存在的。对此类人的家庭分析，Goninger 发现家属中人格障碍、癔症、酒精中毒和药物滥用的发生率高。父母离婚给孩子造成的创伤是巨大的，有的仅次于死亡。家庭破裂使他们感到失去监护和支持，发现自己易受他们无法驾驭的势力的袭击，在学校里发泄他们的郁闷，常破坏课堂纪律，女孩子容易变得畏缩消沉。

三、精神障碍患者及其家庭对子女的教养方式和影响

精神障碍患者在患病时，是无能力对子女进行良好教育的，就是在病情缓解后，对子女的教育也较正常人差。

精神障碍患者的家庭，也常由于“顾了大人管不了孩子”而无力管教子女，甚至怕子女被“管教”出病来，因而对子女的管教态度或方式不良。有的家属出于“恨铁不成钢”的心理状态，对子女或教育过严或放纵、溺爱。对于早期家庭成员变故（离异等）的子女，其教育和抚养更无法和健康人子女相比。

家庭环境的优劣直接影响着家庭成员之间的关系，对儿童和青少年的身心健康产生着重要影响。大量研究显示家庭环境和父母的教养方式对儿童的行为有明显的因果关系。和谐的家庭气氛可以降低子女的行为异常率，而来自口角家庭、暴力家庭和离婚家庭的子女行为异常率明显升高。Rütter（1989）认为儿童期的异常行为更多的是对环境因素的反应。儿童良好行为模式的形成及其心理发育成熟的过程，需要一个稳定的有安全感的环境。

Kasanin很早就提出，在精神分裂症患者的双亲中，60%有对子女溺爱和拒绝的特征。J.C.Mark 分析了 100 名精神分裂

症的母亲对子女有约束限制、冷淡或过分照顾的倾向。S. M. Bolles比较对照了神经症患者及正常者母亲的情况，发现前者多缺乏母爱，并拒绝儿童对母亲的要求。川久保芳彦通过对家庭成员间的共感性测验研究发现，神经症患者与父母同胞间的共感性高于精神分裂症患者。在有些精神分裂症患者的家属间，存在着明显的共感性缺乏或关系疏远，基本上属于交往不良的家庭。

我们曾报道过一对夫妻同患精神分裂症，所生儿子曾被其母犯病后扔到护城河里，被救幸免一死，但此后，该儿见其母就怕得躲藏，其父要么就打，要么就给几元甚至几十元钱，让孩子上街去玩游戏机。孩子自幼由祖母抚养，其叔婶们都可怜这个孩子。在这种复杂的心态及环境下成长，孩子的心身能健康吗？正是由于这种不良境遇，该儿童在随访时已 6 岁，表现紧张、胆怯、兴奋、暴躁。16岁时不幸已患精神分裂症。所以，对残缺家庭中的儿童应给予更多的精神卫生照顾，改善家庭成员对儿童的不良教育态度或方式，是具有更现实意义的。

儿童时期的不合理教养可导致人格的病态发展。儿童大脑有较大的可塑性。一些不良倾向经过正常的教育可以消除，若家长听之任之不加以管教，发展下去可以出现行为障碍。父母对孩子的教育方式和态度也很重要，凡粗暴凶狠、放纵、溺爱和过分苛求，都会对孩子产生不良影响。

吕锋等（2001）报道精神分裂症患者家庭人际关系和父母养育方式存在许多问题。赵贵芳等（2005）研究精神分裂症患者子女行为问题后指出，精神分裂症患者的不良性格如内向、怯懦、疑虑、孤僻及情绪控制差；文化水平低；人际关系欠佳；家庭关系差；经济条件不良；对子女教养不良；儿童在校表现差等，构成子女行为问题发生的条件和背景。

四、精神障碍患者家庭经济状况对子女的影响

精神障碍患者在患病期间，自身失去劳动能力，家庭为看护患者而数人付出劳动，患者因病情又常毁坏财物，患者治疗又要花钱，这一切的一切，使精神障碍患者家庭的经济因收入少支出多而相当拮据，甚至本来经济状况相当良好也因病致贫，也成了难以维持生计的局面。更何况不少患者反复发作住院治疗，甚至成为慢性衰退状态，他们的家庭经济状况的拮据是可想而知的。因此，对子女成长的影响无疑是很大的了。赵贵芳等（2005）研究构成精神分裂症子女行为问题发生的条件中，经济条件不良是重要因素之一。

第二节　精神障碍患者子女发育中的特点与保健

精神障碍患者子女受遗传、环境诸多因素的影响，子女发育肯定与正常人子女的发育不同，具有一些明显的特点。

Буторина研究精神分裂症患者所生子女在发育中的特点，共研究182例精神分裂症患者所生的230个子女。其年龄2～17岁，观察期限1～4年。230个子女中，35人已患精神分裂症，占15%，余下的按其人格特点分为5型：①不稳定性格；②抑制型；③精神躯体幼稚型；④类分裂性格；⑤精神活动正常。

作者在对不稳定性格（第一型）分析时，首先对不稳定性格之儿童的36例精神分裂症父母（男12，女24）进行研究。患者年龄28～49岁，病程1～36年，超过10年者23例。发病多在30岁以前（20岁以前12例，20～29岁14例，30～39岁10例）。半数以上（21例）为进行性衰退型，缓慢进展型7例，间断发作型8例，临床症状以妄想、幻觉－妄想、情感－妄想障碍为主。本型儿童共45例（男39，女6），年龄：4岁

以下 7 例，4 ~ 7 岁 11 例，8 ~ 12 岁 12 例，13 ~ 17 岁 15 例。有16例出生为其父或母患精神分裂症之前。20例出生为其父或母患精神分裂症之后，其中 9 例是正当妊娠之时其母起病。有29例其母为妊娠前半期患妊娠毒血症。在分析各阶段发育特点之后认为，青春阶段，不良的境遇往往导致情感兴奋、紧张与爆发，这种情况比精神障碍还多一些，可以预想变态人格就此形成。

Буторина（1982）又研究精神分裂症患者子女的人格特征以及精神和运动方面的发育障碍，观察了父母一方患精神分裂症的子女252例，其中人格特征可分为三型：类分裂症型96例（又分三种亚型：活动型、无力型和混合型），兴奋型 75 例（又分不稳定型和暴发型），抑制型46例（又分为衰弱型和焦虑－多疑型）。研究结果表明，受试者在发育阶段，其神经精神活动均呈现特殊的障碍，一般表现为心身发育幼稚，运动和语言发育偏离正常，以及具有病理综合征的不协调性人格。对于遗传所造成的上述异常表现，Ковaневу称之为负性发育不良。

赵贵芳等（2005）对精神分裂症患者 6 ~ 16 岁子女共 364 人与正常子女进行对照，采用 Achenbach 儿童行为问题问卷（CBCL），进行行为问题调查。结果CBCL总分高于对照组，差异极显著（$P < 0.00$），而分裂样、社交退缩、多动性、攻击性、违纪性、抑郁等因子分别高于对照组，差异显著或极显著（$P < 0.05 \sim 0.01$），提示精神分裂症患者子女发育中行为问题较多，该问题是由家庭环境遗传等生物、心理、社会等多方面因素影响的。

研究分析精神障碍患者子女发育特点后，作者们指出，精神分裂症患者的子女需在专科门诊，定期由儿科和精神科医生共同检查，以便拟定心理治疗和教育措施，必要时应给予相应的药物治疗。

第三节　精神障碍患者子女不同阶段的精神卫生问题与保健

个体精神卫生的认识非常重要。精神障碍患者子女的个体精神卫生尤为重要，它是积极优生、预防性优生的重要范畴。精神障碍患者子女的精神卫生，不同阶段有不同的特殊性。

一、孕期精神卫生

孕期精神卫生问题，表现在母亲受孕影响胎儿。因此，孕期精神卫生的对象是母亲。

在受精卵进行细胞分裂后，便形成具有外、中、内三层胚叶的胚胎组织。外胚叶是神经系统和感觉器官发生的地方，一切影响外胚叶发生、发育的种种阻碍，都会影响感觉器官和神经组织的正常发育而产生异常。由于精神发育与神经系统、感觉器官关系密切，所以这些器官系统的发育不全，将严重影响出生后个体的精神发育。尤其在妊娠早期（3个月内）更为重要。

在孕期早期营养不足，影响脑细胞数目和脑中核糖核酸（DNA）的含量，生后智力易低下；孕期后期营养不足，婴儿体重甚轻、身体短小；妊娠早期接触放射线，影响胎儿神经系统的发育，易成小头症；风疹、传染病等对胎儿损伤重；药物（尤其是精神药物）及中毒对胎儿都有影响；外伤易致先兆流产也不可忽视，等等。

除上述因素外，精神障碍患者的心理应激更重要，更特殊。

母体在怀孕中受精神压力而影响胎儿发育，在精神障碍患者中表现尤为突出。母亲情绪变化直接激起植物神经系统活动的变化，释放出乙酰胆碱或肾上腺素等化学物质，经胎盘脐带达于胎儿，影响胎儿的发育。持久的情绪应激会使胎动次数增加，出生后常表现出躁动不安、哭闹、睡眠少等行为异常的特点。

所以，前面我们讲述精神障碍患者孕前病情痊愈、稳定，对胎儿是十分重要的。在胎儿期，母体应避免和排除上述诸因素的影响，保证胎儿健康的成长发育，是精神障碍患者子女个体发育中精神卫生的第一步。

二、婴幼儿期的精神卫生

精神障碍患者子女在婴幼儿时期，除与正常人子女的婴幼儿时期同样是大脑结构与功能发育特别迅速、脆弱，重视疾病和事故的发生外，还都处在以自我发育为主的精神发育时期，儿童经过一定的途径和方式，建立自我意识，成长为独立自主的个体。

但是，精神障碍患者的子女，存有负性发育不良的表现。不稳定性格的子女，幼儿阶段表现兴奋性增高、任性、睡眠不好，虽然营养良好，但有消化不良症状，面对不熟悉之环境和生人时，表现警觉、胆怯、不安、适应环境有困难；一般类分裂人格的儿童，粗大运动（坐、站立和行走）、发育阻滞更明显；而兴奋型和抑制型人格的儿童，却无此种发育障碍，但随意运动的发育障碍较为突出。

学龄前儿童总的特征，是行为富于情绪色彩，自我克制能力差，表现为易激动等。情感不稳定表现更明显，以兴奋占优势，可突然爆发，长时间难以抑制。执拗，表现抗拒反应，既任性，又胆怯。喜欢参加户外喧闹的游戏，而且总想担当领导者的角色。但同时也喜欢听故事，特别爱好恐怖情节。

了解、掌握上述这些特点，有的放矢地进行诱导和教育这些儿童，以促其性格的成长。这当中，父母起的示范作用是主要的，未愈的精神障碍患者难当此重任，而精神健康的父(母)则责无旁贷地分外小心，既不能无原则地迁就、溺爱、放纵，也不能管束过严，任意责骂，以防止自我中心和自卑心理的形成或加重。良好的幼儿教育是保障幼儿精神健康成长的决定因素之一。

三、儿童期精神卫生

儿童期即学龄时期（6~7岁至12~13岁），主要是着重于社会、集体生活和智力生活方面。儿童开始脱离自我中心性而获得客观性是儿童进入社会集体生活的转折点。社会生活中的重要因素是人际关系。学生中的小集体，就是人际关系的体现，这种集体并非仅是为游戏和作业才集合起来的，而是具有良好友谊和性格的集体。在集体中彼此相互的影响力是很大的。儿童期的第二个特征是智力生活的扩大和向上。在智力发育的同时，学习是儿童期的一大特点，特别是学校生活具有极大的意义。

但是，精神障碍患者子女其兴奋的特点，有的在小学低年级较学前期更突出，反应猛烈而短暂，为一点小事即刻就爆发出来。行为中显现情感不稳定，容易兴奋和脱抑制。也容易衰竭、容易分心，所以不能耐受长时间系统的脑力负荷，于是他们的知识便显得肤浅和零乱。在此阶段，已可以观察到本能和意向的障碍，诸如虚构、残忍、偷窃倾向、吸烟以及流浪不归等。

赵贵芳等（2005）对精神分裂症患者6~11岁子女217名与正常子女191名采用Achenbach儿童行为问题问卷（CBCL），进行行为问题对照研究，CBCL总分男、女儿童平均分别为10.05 ± 7.83、11.26 ± 14.07，均显著高于对照组，其行为异常率（男童：37.7%；女童：33.0%）明显高于正常家庭儿童行为异常率（男童：12.4%；女童：13.0%）。CBCL因子男童在分裂样、社交退缩、多动性、攻击性、违纪性与对照组差异有非常显著性（$P < 0.01$）；而女童在抑郁、社交退缩、多动、违纪、攻击性等与对照组差异有显著性或非常显著性（$P < 0.05$，0.01）。说明精神分裂症患者6~11岁子女行为问题较多。

为了使儿童健全地发育，在综合人际关系与学习两问题的一些特征基础上，陈钟舜（1986）提出下述几点：

1．鉴于在儿童发育上建立人际关系的重要性，应尽量鼓励儿童参加集体活动，加入集体中，建立伙伴关系，但应从培养客观性为前提，避免自我中心性。

2．学习成绩与个人能力天资的关系很大，因此不能以成绩为绝对评价标准，而应就对学习的意志、努力性为重点予以评价。

3．由于儿童的个体差异很大，教师与家长要针对这种差异，进行个别指导和教育，勿使学生负担过重，并合理地安排课外活动，保证儿童的身心健康。

4．儿童发育中智力虽属重要，但情绪意志的培养也不能忽视。因此，教育不能只侧重于智力，而应遵从德、智、体全面发展的原则。不仅在学校内，在社会上也应扭转偏重智力的倾向，使儿童身心全面发展。

5．要保障儿童的自由活动，尽量减少外来的约束和限制，尊重他们的自律生活和独立性。儿童是不成熟的，但也要考虑到他们的自由性和选择性。当然，儿童期的情感活动，胜于理智，幻想重于实际，因此要善于诱导他们走向自制，鼓励他们接触现实。

我们认为上述五点，对学龄儿童健全地发育，具有普遍性。同样也适于精神障碍患者的子女，而且对培养、改变他们的性格，也有重要现实意义。

四、青年期精神卫生

青年期是指12~13岁至22~24岁之间，随着内分泌的改变，第二性征出现，性发育趋于成熟。在心理上也发生许多心理变化，是青年期最主要的特征之一。生活空间的扩大，生活经验的增加，逐渐对社会结构、现状、习惯等加深了理解，这是青年期的第二特征。

在青年期的精神发育中，最显著的是智力进步。由于抽象思维和推理能力增加，提高了对自身的内省和对外界的批判能力。随着内心世界的扩大、社会经验的积累，自我迅速地发展成长起来，形成一定的人生观。此时期也正是青年最多发生烦恼的时期，会出现各种矛盾并解决矛盾。此时期也是重性精神障碍的高发风险期，尤其是对家族有精神障碍史的精神障碍患者的子女来说，有的具备不稳定的和兴奋的特点。精神不平衡、不能自制、易于激动、急躁易怒，但同时又易于衰竭，脑力工作能力下降。以上这些特点使其学习相当困难，又不能适应集体生活。他们安全地度过这个时期，调整自己的心理状态及行为，经受住这个时期的各种烦恼、矛盾的刺激与考验，如学习、亲友、家庭、升学、就业、个人婚姻（性的欲求）等等，是非常关键的。杨勇等（1991）调查农村初发精神分裂症与生活事件，在236例回顾性调查结果中，生活事件频度为65.25%，平均强度33.88，失恋和升学就业受挫，是农村青年最主要的两项生活事件，应引起重视。

赵贵芳等（2005）对精神分裂症患者 12 ~ 16 岁子女行为问题对照研究中，精神分裂症患者子女的男童 CBCL 总分 9.85 ± 9.45，显著高于健康者子女男童（5.93 ± 6.45），差异非常显著（$P < 0.001$）；女童两组差异无显著性（7.92 ± 8.0 与 6.34 ± 6.45；$P < 0.27$）。男童 CBCL 因子在体诉、分裂样、交往不良、不成熟、攻击性、多动、敌意七个方面，女童在体诉、抑郁退缩两个方面患者子女高于健康者子女。WS Erland 等（2004）发现精神分裂症患者子女多伴有神经发育异常，这些异常是由于父母的遗传因素所决定的，也是导致精神分裂症患者子女容易出现行为问题的原因之一。

为了维持健康的精神，适应、解决青年期的各种烦恼、矛盾和问题，青年期应注意以下几点（陈钟舜，1986）：

1．精神的训练　实践证明，精神健康通过训练是可以增进的，经常以积极的态度去对待事物，研究解决方法，发现新的途径并作出不断努力，至为重要。青年最易受刺激，虽有冲动的倾向，但由于智力的增长，使之对事物的处理，也日趋于理性化。因此，应养成在理性基础上去行动的习惯，这包括适当的个性修养、行为的自制力、意志的锻炼及对挫折的耐受性等，以达到知、情、意协调和一致的精神状态。

2．培养社会适应性　一方面要很好地完成自身任务（工作或／和学习），另一方面要与他人协作共同去创造条件，克服困难。这种适应的中心问题是人际关系，而相互理解和相互信赖，以及高度的责任感是培养青年建立这种关系的保障。

3．适当的休息和娱乐　精神或体力的过度劳累，均可致功能暂时下降。努力的学习、工作之中，必须有适当的休息。这种休息不是无事可做，而是积极地参加文体活动，参观或旅游，使紧张的生活得到调剂，保证精力旺盛和情绪稳定。同时，健康的精神状态，还有利于促进人际关系和提高工作效率。

4．青春期已有能力洞察世界和评价他人的道德和作风，对个人内心世界也能开始进行估价并支配自己的行为，预知自己的不适应状态。对各种不适应状况，除主观自觉地采取措施克服外，为避免危机，必要的精神卫生帮助是有益的。

第四节　性格、心理素质与精神疾病

每个人的大脑结构不完全相同，因此构成了每个人心理活动不同的动力特征，即不同的气质。在其背景上，通过后天自身的生存和发展，形成了个人的性格。由于每个人的遗传背景不同，社会实践各异，因此形成了每个人的独特性格。学者们把千差万别的性格，分为内向性格和外向性格两种。外向性格的人富于进取心，好交际，与环境联系密切，务实敢干，但行动往往缺乏仔细周全；内向性格的人则为冷静孤独，含蓄深沉，严肃敏感，好幻想，但缺乏自信心和勇气。

研究认为有些特殊性格与精神疾病的发生有密切关系。

1. 遇事主观武断，固执己见，好与人争论，耿耿于怀，愤愤不平，难接受别人的批评，易感委曲生嫉妒，多疑敏感，情绪起伏大等表现，称谓偏执性格。此易患偏执性精神障碍。

2. 或活泼爱交际，多言善辩，热情急躁；或冷静含蓄，自卑，缺乏勇气，易丧失信心；或上述两种交替出现等。称谓躁郁性格或环型性格。易患双相情感障碍。

3. 孤独怪癖，沉默寡言，羞怯胆小，多疑敏感，对人冷漠，少与人交往，人际关系持不介入态度等，称谓分裂性格。易患精神分裂症。

4. 表现为情绪不稳定，娇柔做作，暗示性强，富于幻想，以自我为中心，爱表现自己等，称谓癔症性格。易发生癔症。

5. 自感能力低下，精力不足，易疲劳，处事不果断，缺乏毅力，犹豫敏感，谨慎严肃，生活习惯固定刻板等，称谓衰弱型性格。易患神经衰弱，焦虑性神经症。

在上述气质及在其背景上形成的性格，就是心理素质。心理素质本身不是致病因素，但不良性格形成的不良或易感的心理素质，在有害的外界致病因素冲击下，就易出现精神障碍。因为不良性格在同样外界的（躯体或精神的）有害致病因素冲击下，表现出较低的耐受能力。有人这样比喻：遗传因素好比枪里压着的“子弹”，不良性格如扳机，社会心理因素如勾动扳机的力量，三者齐备条件成熟“子弹”就响了——发病了，可见性格是发病的重要环节之一。

人的性格能改变吗？如何提高不良易感心理素质的耐受性，从而预防精神障碍的发生？

上面已经谈过气质属先天本能，在此基础上，通过后天环境、实践、学习等，形成广泛的条件反射系统，使每个人的思维、情感和行为活动，具有比较固定的反应方式，形成了一个个人的性格。所以说性格是可以培养的，也是可以改变的，只要主动适应环境，优化自己的实践、学习，使自己形成的广泛条件反射系统成为稳定、坚强与外向的性格，其心理素质的耐受能力也就提高了。必须强调，要从小注意培养儿童的性格，注意儿童的心理发展和精神卫生，使每个儿童正常心身健康地成长，更为重要。当然家庭、社会为儿童心身健康的成长努力创造一个有利的良好的环境，也是需要的、积极的，甚至是不可缺少的。

第十三章　精神障碍患者内分泌/代谢、泌尿生殖系统的改变与生育保健

精神疾病的病因目前尚不十分清楚，但是神经生化的研究对探讨精神疾病的病因起着积极的推动作用，同时对精神疾病的治疗研制新的精神药物也有十分重要的意义。目前的研究揭示了精神障碍与一些中枢神经递质密切相关，而这些中枢神经递质又与神经内分泌/代谢及泌尿生殖系统关系密切。人们把神经内分泌的改变作为认识大脑功能的窗口。机体就是在神经系统和内分泌系统的统一支配下，不断地调节各器官的活动，以适应外环境的刺激，使内环境保持一个动态的平衡。下丘脑、垂体和靶器官之间的功能调节系统，联成几个轴，重要的有：下丘脑—垂体—肾上腺轴；下丘脑—垂体—甲状腺轴；下丘脑—垂体—性腺轴。

从精神障碍婚育保健的角度来分析精神障碍患者的内分泌/代谢及泌尿生殖系统的改变，主要是与婚育相关的女性精神障碍患者的月经问题及精神障碍患者用药对内分泌/代谢和泌尿生殖系统的不良影响问题。因为精神障碍所带给患者的内分泌、泌尿生殖系统问题，应该说随着疾病的康复而解决。然而，不少精神障碍患者影响生育的问题如闭经、性功能障碍及其内分泌/代谢和泌尿生殖系统的障碍，却是与治疗精神障碍有关精神药物的不良反应所致。这是本章叙述的重点所在。

第一节　月经与闭经概述

月经的外在表现为周期性阴道（子宫）出血。青春期首次出现的月经称初潮，提示生殖系统解剖正常和生殖功能基本成

熟。月经周期是一个卵子成熟、子宫内膜呈分泌变化，为受孕、着床作准备的过程，在生育期循环不已，若受孕则月经闭止。因此，月经周期是一生殖内分泌事件，其本质是为了生殖，故又称生殖周期。

月经初潮大多为无排卵。一般在初潮后一年内有排卵的月经占10%~80%，5年后90%为有排卵月经。无排卵的月经周期常不规则，月经期也长短不一。有排卵月经的周期较规则，28~32（21~40）天，月经期的流血时间5~7天，月经量约50ml。

若女性年龄达18岁及以上尚无月经来潮；或在月经来潮年龄段内，月经已正常来潮中，然而月经闭止超过以往月经周期的三倍时间，甚至月经闭止6个月，即为闭经，前者为原发性闭经，后者为继发性闭经。

闭经虽是由多种原因导致的病理生理或病理变化的外在表现，但不是一种疾病，而仅是一临床症状。与精神病学有关的闭经原因，其一是与精神疾病有关的原因；其二是与精神药物有关的原因。

第二节　与精神疾病有关的闭经

与精神疾病有关的闭经，属于下丘脑性闭经。其中有精神应激性闭经与神经性厌食性闭经。

一、精神应激性闭经

精神刺激和应激状况常导致闭经。重大精神刺激，如亲人重病、噩耗、离异、冲突、失败、恐惧等等；环境改变，如离家、寒冷等等，都会导致程度不同、时期长短不一的闭经。

新近研究认为精神应激导致的闭经系影响下丘脑促性腺激素释放激素（GnRH）分泌所致，Crowleg等发现此时黄体生成素（LH）的分泌呈现低频、低幅状，无明显的脉冲式分泌。Berga

等发现闭经时LH的分泌频率下降，但幅度与正常生殖周期时相仿，可伴有促卵泡激素（FSH）、促甲状腺激素（TSH）分泌减少，认为促性腺激素的分泌异常与神经递质异常影响 GnRH 有关。

闭经时雌二醇明显低下或在早卵泡期水平，雌二醇< 40pg/ml 为下丘脑功能低下，雌二醇 > 40pg/ml 为下丘脑功能异常。当雌二醇 > 40pg/ml 时持续作用于子宫内膜可使子宫内膜增生，因此甲孕酮试验阳性时不能区别下丘脑、垂体或卵巢哪一个环节异常。当雌二醇 < 40pg/ml 时应作 GnRH 兴奋试验，以区别闭经环节在下丘脑或垂体。

二、神经性厌食性闭经

神经性厌食性闭经是神经性厌食症的厌食、严重消瘦、闭经三大特征之一。常见于青年，病因不明，可能与心理因素和精神刺激有关。因过分地限制饮食，甚至几乎不进食而明显消瘦，体重下降25%~40%，重者皮下脂肪消失殆尽，呈恶病质状态，尚有皮肤干燥、毛发脱落，但有时却全身体毛增加；体温低，呼吸慢，心动过缓，低血压等。本症以厌食为特征，但偶尔也会出现贪食、暴食。

神经性厌食症者雌激素明显低下，FSH 和 LH 的频率和幅度均减少，除下丘脑—垂体—卵巢功能轴（H-P-O 轴）的功能变化外，尚涉及其他内分泌腺的功能。神经性厌食与单纯重度消瘦的区别在于后者 T_3 正常，而前者 T_3 降低。

三、肥胖性闭经

脂肪过多造成肥胖，体重超过理想体重的20%为肥胖，近年国内研究认为体重指数 BMI 超过 24 为肥胖。肥胖可导致代谢和内分泌异常：首先是胰岛素的变化，胰岛素分泌增加，血循环中胰岛素升高可出现胰岛素抵抗。胰岛素升高后作用于脂肪、肝脏、卵巢和肾上腺。从生殖激素看，雄烯二酮、睾酮和硫酸脱氢表雄酮等升高，而性激素结合球蛋白（SHBG）下降，因脂肪组织丰富，在脂肪组织中转化的雌酮（E_1）明显增加，循环中游离睾酮、雌酮明显增加，LH/FSH增加，从而抑制卵泡生长，导致月经失调、闭经。

上述几种情况可作为单独精神疾病，但也可伴发于精神分裂症和情感性精神障碍中，或作为症状，或作为治疗中的药物副作用，若婚育期的女患者出现上述情况者应及时进行干预治疗及保健。

第三节　与精神药物有关的内分泌/代谢及泌尿生殖系统改变

治疗精神障碍的药物，如氯丙嗪、奋乃静、泰尔登、舒必利及第二代抗精神病药氯氮平、利培酮、奥氮平、奎硫平和利血平、地西泮等都可能导致溢乳、闭经。目前认为与这些药物作用于下丘脑、抑制了催乳素抑制因子有关。抗精神病药物因拮抗下丘脑—垂体结节漏斗区D_4受体，会导致不同的血浆泌乳素水平升高，造成女患者闭经。下面按药物分述之。

一、抗精神病药物所致内分泌/代谢及泌尿生殖系统改变

（一）典型抗精神病药物对内分泌/代谢及泌尿生殖系统的影响

1. **氯丙嗪**　本药属二甲胺族吩噻嗪类药物。主要阻断脑内多巴胺受体，这是本药抗精神病作用的机制，也是其长期应用产生严重不良反应的基础。本药还能阻断α肾上腺素受体和M胆碱受体，因而其药理作用广泛。其中对内分泌系统的作用，可阻断结节—漏斗系统中的D_2亚型受体，从而使血中催乳素溶度增高，出现乳房肿大、溢乳；抑制促性腺激素释放、促皮质

素及促生长激素分泌，延迟排卵。因此，该药物有时会影响免疫妊娠试验，出现假阳性反应。在临床上表现出内分泌与代谢方面的不良反应有溢乳、乳房充血、乳房肿大、肥胖、闭经等。也可出现性功能障碍。本药引起的体重增加是同类药物中作用最强的，体重增加又可致肥胖性闭经，故服用本药的女性精神障碍患者可能会对月经有不良影响而产生抗精神障碍药物性闭经。故青少年及婚育期妇女慎用。

2．**奋乃静** 本药属吩噻嗪类药，药理作用与氯丙嗪相似，抗精神病的药理学效价较氯丙嗪强6～10倍，镇吐作用强，镇静作用较弱，毒性较低，但可产生较重的锥体外系症状。在泌尿/生殖系统可引起排尿困难、月经失调、性功能降低、异常泌乳、乳房肿痛等，亦可引起体重增加。国外有内分泌/代谢方面催乳素增高及神经阻滞剂恶性综合征（NMS）的报道及月经不规则的报道。故青少年及婚育期妇女服用注意对月经的影响。

3．**氟奋乃静** 本药为哌嗪类吩噻嗪药，可阻断多巴胺D_2受体而发挥其药理作用。抗精神病作用比奋乃静强、且更持久，但锥体外系反应也比奋乃静更多见。并可能出现体重增加、粒细胞减少、口干、便秘、视物模糊、恶心、镇静、月经紊乱等及其他严重不良反应。青少年及婚育期妇女慎用。

4．**三氟拉嗪** 本药为吩噻嗪类抗精神病药，作用机制与氯丙嗪相同，但抗精神病作用和镇吐作用均比氯丙嗪强。药物对检验值影响，可能会使早孕试验呈假阳性。不良反应较多而重，与内分泌/代谢有关的不良反应可引起体重增加、性功能障碍等，影响月经的报道较少。若单从对月经的影响考虑，可选择本药治疗。不过治疗应全面考虑后择药而宜。

5．**甲硫达嗪** 本药为吩噻嗪类抗精神病药，通过阻断脑内突触后多巴胺D_2受体而起抗精神病作用。长期用药可出现闭经，也可有高催乳素血症、体重增加等代谢/内分泌系统的不良反应。故青少年及婚育期妇女服用应注意对月经的影响。

6．**氟哌噻吨** 本药为硫杂蒽类抗精神病药，通过阻断多巴胺D_2受体而起到抗精神病作用。本品不良反应中，不论内分泌/代谢和泌尿生殖系统方面均未特别提及对月经的影响。

7．**氯哌噻吨** 本药为硫杂蒽类抗精神病药，药理作用与氯丙嗪大致相似。本品不良反应中可见妇女停经及异常泌乳等。青少年及婚育期妇女服用，应注意对月经的不良影响。

8．**氯普噻吨（泰尔登）** 本药为硫杂蒽类抗精神病药,可通过阻断脑内多巴胺受体而改善精神障碍；也可抑制延髓的化学感受区起止吐作用；还可抑制脑干网状结构上行激活系统，起镇静作用；亦有抗抑郁及抗焦虑作用。本品不良反应在内分泌/代谢方面有引起溢乳、体重增加的报道，未提及对月经的不良影响。

9．**氟哌啶醇** 本药为丁酰苯类药物，其作用机制为阻断脑内多巴胺受体，抑制多巴胺神经元的效应，并能加快和增强脑内多巴胺的转化。此外，本药还可阻断自主神经系统的肾上腺素α受体，产生相应的生理作用。本药在内分泌和代谢系统方面的不良反应可造成代谢紊乱，有报道出现低血糖、体重增加、高催乳素血症（男子乳腺发育）及性功能障碍等。

10．**五氟利多** 本药属二苯丁哌啶类化合物，为长效口服抗精神病药物。该药能阻断多巴胺D_2受体，还能阻断肾上腺素α受体。本药对内分泌/代谢的不良反应有引起高催乳素血症的报道。

11．**舒必利** 本药属苯甲酰胺类抗精神病药，是特异性多巴胺D_2受体拮抗药（对其他递质受体亲和力小）。本品内分泌/代谢方面的不良反应，偶可引起乳房肿胀、溢乳和体重增加。对泌尿生殖系统可引起排尿困难、射精障碍、月经异常。

12．**硫必利（泰必利）** 本药是苯酰胺类抗精神病药，为选择性多巴胺D_2受体拮抗药，D_1受体无亲和力。本品不良反应可有溢乳、闭经，但停药后可恢复正常。该药可阻断多巴胺对催乳素的抑制作用，从而促进催乳素分泌，引起高催乳素血症。本药引起闭经可能也与高催乳素血症有关。

（二）非典型抗精神病药物对内分泌/代谢及泌尿生殖系统的影响

1．**氯氮平** 本药是二苯氧氮杂䓬类抗精神病药的代表药，其确切作用机制尚未阐明。对多种神经递质受体如多巴胺D_1、D_2、D_4受体及5-HT受体、胆碱受体、组胺受体、肾上腺素α受体有较高的亲和力。体重增加是本药常见不良反应之一，约占4%～6%。本药还可能引起痛经、性无能、性欲降低、乳房痛、阴道瘙痒等。由于本药不与结节漏斗部的多巴胺受体结合，故很少影响（或不影响）血清催乳素的含量。

2．**利培酮（维思通、卓夫、思利舒）** 本药是一种高选择性的5-HT_2/DA_2受体平衡拮抗剂。对D_2受体有阻断作用，对5-HT_2受体也有阻断作用。性功能下降或性欲减低、月经不调或闭经、溢乳或男性乳房增大、体重增加、高泌乳血症等是常见的代谢/内分泌系统方面的不良反应。

3．**奥氮平（奥兰扎平、再普乐、奥派）** 本药是噻嗯苯二氮䓬衍生物，可与多种受体系统有亲和力，包括5-$HT_{2A/C}$、5-HT_3、5-HT_6受体，多巴胺D_1、D_2、D_3、D_4、D_5受体，毒蕈碱M_{1-5}、肾上腺α_1及组胺H_1受体。本药具有5-HT、多巴胺和胆碱性拮抗作用，与其受体结合情况相符。在体内和体外对5-HT_2受体的亲和力大于其与多巴胺D_2受体的亲和力。可选择性地减少间脑边缘系统（A_{10}）多巴胺能神经元的放电，而对纹状体（A_9）的运动功能通路影响很小。本品在内分泌/代谢方面的常见不良反应有：食欲亢进和体重增加，糖尿病，血中催乳素及三酰甘油增高；在肾脏/泌尿生殖系统常见闭经、血尿、子宫不规则出血、尿失禁、尿路感染、阴道炎等。

4．奎硫平（富马酸奎的平、启维、舒思、思瑞康） 本药是二苯氧氮杂䓬类药，为脑内多种神经递质受体拮抗剂，主要因阻断中枢多巴胺D_2受体和5羟色胺2（$5\text{-}HT_2$）受体而起抗精神病作用。对组胺H_1受体和肾上腺素α_1受体也有阻断作用，对毒蕈碱和苯二氮䓬类受体无亲和力。本品在内分泌/代谢方面的不良反应，可出现血清胆固醇和三酰甘油水平升高、催乳素水平降低及体重增加。

5．佐替平（泽坦平） 本品是中枢神经系统多巴胺受体、5-羟色胺受体阻断剂，有较强的抗精神病作用。还能抑制末梢对去甲肾上腺素、多巴胺、5-羟色胺的再摄取。本药在内分泌/代谢方面的不良反应，有报道可引起月经不调、乳房疼痛、乳房增大、乳房充血、溢乳和男性乳腺发育。

6．齐拉西酮（力复君安） 本药是一种苯异噻唑哌嗪衍生物。其作用机制尚不清楚，目前研究表明，可作用于多种神经递质受体而起效：①本药对多巴胺受体DA_2和5-羟色胺受体$5HT_{2A}$、$5\text{-}HT_{2C}$和$5\text{-}HT_{1D}$均有拮抗作用，且与$5\text{-}HT_{2A}$的亲和力是与DA_2的8倍。因而推测本药对精神分裂症阴性症状的治疗效果较好，且锥体外系不良反应较轻；②本药对$5\text{-}HT_{1A}$受体有激动作用，且对5-HT和去甲肾上腺素的再摄取有中等程度的抑制作用，预示对精神分裂症患者的情感症状和阴性症状有治疗作用；③本药对肾上腺素α_1受体和组胺受体只有较弱的亲和力，对毒蕈碱M_1受体几无亲和力，因此预示体位性低血压、过度镇静和抗胆碱能等不良反应较轻微。本品对内分泌/代谢方面不良反应，可引起体重增加，大剂量使用可有催乳素水平增高。

7．阿立哌唑（博思清、奥派） 本品与多巴胺D_2、D_3受体，5-羟色胺$5\text{-}HT_{1A}$和$5\text{-}HT_{2A}$受体有较高亲和力；与多巴胺

D_4、5-羟色胺5-HT_{2C}和5-HT_7、α-肾上腺素和组胺H_1受体有中等亲和力；与5-羟色胺再摄取位点的亲和力较弱；与M胆碱能受体无亲和力。本药是作为多巴胺D_2和5-羟色胺5-HT_{1A}受体的部分激动剂、5-羟色胺5-HT_{2A}受体的拮抗剂而起效的。可能是通过部分激动D_2和5-HT_{1A}受体活性以及拮抗5-HT_{2A}受体活性的联合作用，从而对精神分裂症症状产生疗效，而作用于D_2和5-HT_{1A}、5-HT_{2A}之外的受体可解释本药临床疗效之外的作用，如本药$α_1$肾上腺素能受体拮抗作用可解释观察到的体位性低血压。本品不良反应在内分泌系统可少见甲状腺功能低下，罕见甲状腺肿、甲状腺功能亢进。在泌尿生殖系统常见尿失禁，可见无月经、阴道出血、子宫出血、月经过多、乳房痛、女性泌乳、男子女性乳房等。

二、抗抑郁药物所致内分泌/代谢及泌尿生殖系统的改变

（一）三环类抗抑郁药物对内分泌/代谢及泌尿生殖系统的改变

1．**丙咪嗪** 本药目前认为主要阻断去甲肾上腺素（NA）、5-羟色胺（5-HT）在神经末梢的再摄取，从而使突触间隙的递质浓度增高，促进突触传递功能而发挥抗抑郁作用。本品不良反应在内分泌/代谢方面有报道会出现甲状腺功能亢进、溢乳、男子乳房发育等，在泌尿生殖系统有尿潴留、性功能减退、乳房肿痛的报道。

2．**阿米替林** 本药选择性地抑制中枢神经突触部位对去甲肾上素（NA）和5-羟色胺（5-HT）的再摄取，使突触间NA和5-HT的含量增加，并促进突触后膜5-HT_2受体的敏感性。本品不良反应在内分泌/代谢方面表现为：乳房增大、溢乳、抗利尿激素分泌异常。在泌尿生殖系统有引起性功能障碍的报道。

3．**多塞平（多虑平）** 本药作用于神经元，影响神经冲动的传导。还可能对组胺H_1、H_2受体有阻断作用。本药不良反应

表现在内分泌 / 代谢方面，可引起溢乳、抗利尿激素（ADH）分泌失常、体重增加等，也可出现性功能障碍。

4．**盐酸氯米帕明（盐酸氯丙咪嗪）** 本药通过抑制突触前膜对去甲肾上腺素（NA）与 5- 羟色胺（5-HT）的再摄取而产生抗抑郁作用，对5-HT再摄取的抑制大于去甲肾上腺素，抗胆碱作用中等。本药的不良反应较重且发生率也较高，表现在内分泌/代谢方面可出现溢乳、体重变化、抗利尿激素分泌异常综合征（SIADH）等。泌尿生殖系统常见性功能障碍，也有尿潴留个案报道。

5．**阿莫沙平** 本药为二苯并氧氮䓬三环类抗抑郁药，通过抑制脑内突触前膜对去甲肾上腺素（NA）的再摄取（对5-羟色胺的再摄取影响小）产生较强的抗抑郁与精神兴奋作用。不良反应在内分泌/代谢方面有溢乳、男性乳房发育、高血糖、高催乳素血症、代谢性酸中毒的个案报道。泌尿/生殖系统可出现性功能障碍、尿频和排尿困难等。

6．**噻奈普汀钠（达体朗）** 本药通过作用于5-羟色胺系统而起抗抑郁作用。动物试验中观察到，本药可增加海马区锥体细胞的自发性活动，加速功能抑制后的恢复，加快大脑皮质和海马区神经元摄取5-羟色胺的速度。本品不良反应罕见，内分泌/代谢方面常见体重增加，偶见潮热、面红等。泌尿生殖系统较少见排尿障碍。

（二）四环类抗抑郁药物对内分泌 / 代谢及泌尿生殖系统的影响

1．**麦普替林（马普替林）** 本药可选择性地抑制中枢神经元突触前膜对去甲肾上腺素的再摄取，但不能阻断对5-羟色胺的再摄取。本药还有明显的抗组胺、抗胆碱作用。表现在内分泌 / 代谢方面的不良反应有食欲改变和体重增加。

2．**米安色林（米安舍林、脱尔烦）** 本药可抑制突触前膜的α_2受体，促进去甲肾上腺素（NA）释放，并阻断脑内5-羟色胺（5-HT）受体。本药的不良反应少而轻微。在内分泌/代谢方面，可引起高血糖症、低磷血症、低催乳素血症及体重增加。泌尿生殖系统可引起性功能障碍。

3．**米氮平（瑞美隆、米塔扎平）** 本品为强有力的肾上腺素α_2受体阻断剂和5-羟色胺（5-HT）受体抑制剂，主要作用于$5\text{-}HT_2$和$5\text{-}HT_3$受体亚型（对$5\text{-}HT_1$受体亲和力低）。本药可阻断突触前膜肾上腺素α_2受体，强化去甲肾上腺素及5-HT的释放。同时，本药对组胺H_1受体有阻滞作用，对外周α_1受体及胆碱能受体有一定的阻滞作用。本药在内分泌/代谢方面的不良反应，可有血胆固醇升高、三酰甘油升高、食欲增加、体重增加、口渴、痛风发作等，尚有导致糖尿病、甲状腺肿大或甲状腺功能减退以及外周水肿、全身水肿或脱水的报道。在泌尿生殖系统，尿频的发生率为2%，其他可有多种泌尿系统症状及阴道炎、乳房肿痛、闭经、痛经、白带增多、子宫出血、月经过多、阳痿、射精异常等生殖系统的不良反应。

（三）二环类抗抑郁药物对内分泌/代谢及生殖系统的影响

曲唑酮（每素玉、美舒郁） 本药为三唑吡啶类抗抑郁药，其确切机制目前还未完全阐明。一般认为本药可选择性地抑制5-羟色胺（5-HT）的再吸收，并有微弱的阻止去甲肾上腺素重吸收的作用，但对多巴胺、组胺和乙酰胆碱无作用，亦不抑制脑内单胺氧化酶（MAO）的活性。本药无抗胆碱不良反应。本药能阻断$5\text{-}HT_2$受体。该药内分泌/代谢方面的不良反应有：①体重增加或减轻；②寒战；③引起血淀粉酶过多和抗利尿激素分泌异常综合征（SIADH）；④乳房增大或充血、溢乳或妇女多毛症；⑤血清催乳素浓度不变或轻微降低。在泌尿生殖系统可引起性欲增强或减退、持续性勃起（有时甚至需要外科治疗）、射精功能障碍、尿潴留及阴蒂肥大、尿失禁等。

（四）单胺类抗抑郁药物对内分泌 / 代谢及生殖系统的影响

1．**万拉法新（博乐欣、文拉法辛、怡诺思）** 万拉法新及其活性代谢物是神经系统5-羟色胺和去甲肾上腺素（NE）的再摄取抑制药，通过抑制 5-HT 和 NE 的再摄取而发挥抗抑郁作用。其抗抑郁作用较三环类抗抑郁药强或相似，且本药起效快，不良反应少。在内分泌/代谢方面有出现抗利尿激素分泌异常的报道，还可引起体重下降等。泌尿生殖系统常见异常射精、性快感缺乏、阳痿、尿频和排尿障碍等。

2．**瑞波西汀（叶洛抒）** 本药为二环吗啉衍生物，是一种选择性去甲肾上腺素再摄取抑制剂（NRI或NARI）。本药通过选择性抑制去甲肾上腺素的再摄取和拮抗α_2肾上腺素受体而起抗抑郁作用。具有很弱的 5- 羟色胺特性，对α_1肾上腺素受体和毒蕈碱受体的亲和力很低。本品在内分泌/代谢方面不良反应可出现低钠血症。泌尿生殖系统可出现阳痿、泌尿道感染、排尿困难、尿潴留、性欲降低、自发射精等。

（五）选择性5-羟色胺再摄取阻滞剂（SSRI）类抗抑郁剂对内分泌 / 代谢及泌尿生殖系统的影响

1．**盐酸氟西汀（开克、百优解、优克、奥麦伦）** 本药为选择性地抑制5-羟色胺（5-HT）的再摄取抑制剂（SSRIs），可特异性地抑制5-羟色胺的再摄取，增加突触间隙5-HT的浓度，从而起到抗抑郁的作用。对5-HT再摄取的抑制作用远远强于对去甲肾上腺素或多巴胺再摄取的抑制作用。其抗副交感神经的作用和抗组胺的作用较弱。不良反应在内分泌/代谢方面可有食欲减退或体重下降、低血糖等，在泌尿生殖系统可有尿频、痛经、性功能减退（发生率约 4% 或更高）等。

2．**帕罗西汀（赛乐特、乐友、舒坦罗）** 本药能选择性抑制 5- 羟色胺（5-HT）的再摄取，提高神经突触间隙内 5-HT 的浓度，从而产生抗抑郁作用。此外，帕罗西汀不与肾上腺素α_1、

α_2或β受体发生作用，也不与多巴胺D_2或组胺H_1受体结合，而且不抑制单胺氧化酶。它只微弱地抑制去甲肾上腺素与多巴胺的再摄取，因而相关的不良反应少。在内分泌/代谢方面，有报道会引起溢乳、抗利尿激素分泌异常和嗜铬细胞瘤。泌尿生殖系统常见尿路感染、尿频、性功能障碍，也有阴茎异常勃起的个案报道。女性性感缺失3%，排尿困难2%。

3．**氟伏沙明（兰释）** 本药可抑制脑神经元对5-羟色胺（5-HT）的再摄取，但不影响对去甲肾上腺素（NA）的再摄取。对毒蕈碱、组胺α_1、α_2受体亲和力很弱。不影响单胺氧化酶（MAO）活性。本品内分泌/代谢不良反应，有引起抗利尿激素分泌异常、溢乳、闭经、烦渴多饮的报道。泌尿生殖系统常见性功能障碍。

4．**舍曲林（左乐复）** 本药能选择性地抑制5-羟色胺（5-HT）的再摄取。对5-HT再摄取的抑制作用强化了5-HT受体神经传递。此外，舍曲林还抑制了缝际区5-羟色胺神经放电，从而增强了蓝斑区的活动，形成了突触后膜β受体与突触前膜α_2受体的低敏感化。该药可与肾上腺素α_1、α_2或β受体结合，也不对胆碱受体、γ-氨基丁酸（GABA）受体或苯二氮䓬类受体有亲和作用。本品在内分泌/代谢方面的不良反应：①诱发抗利尿激素分泌，出现抗利尿激素效应；②有溢乳、男性乳房发育、体重下降的报道。泌尿生殖系统可导致痛经、经间期出血、闭经、白带和萎缩性阴道炎等。性功能障碍表现射精延迟和性欲降低十分常见。罕见阴茎异常勃起。

5．**西酞普兰（喜普妙、喜太乐、迈克伟）** 本药具有高效和选择性的特点，其对5-HT再摄取抑制作用的选择性较对去甲肾上腺素（NA）和多巴胺（DA）再摄取抑制作用高数千倍。本品不良反应在内分泌/代谢方面可引起低钠血症和抗利尿激素分泌不当综合征。泌尿生殖系统可引起多尿、排尿困难和闭经。

男性患者可有射精障碍、性欲减退、阳痿或持续性勃起。女性患者尚可见性欲减退和快感缺乏。

（六）单胺氧化酶抑制剂对内分泌/代谢及泌尿生殖系统的影响

吗氯贝胺 本药能可逆性地抑制MAO-A，提高脑内去甲肾上腺素（NA）、多巴胺（DA）和5-HT水平，从而产生抗抑郁作用。本药不良反应在内分泌/代谢方面可见溢乳。泌尿生殖系统有引起排尿紊乱、排尿困难、多尿、血尿和月经期延长的报道。

（七）氟哌噻吨美利曲辛（黛力新、黛安神）对内分泌/代谢及泌尿生殖系统的影响

本药含氟派噻吨和美利曲辛两种有效成分，因而其使用亦为两种有效成分之功能。本品不良反应在内分泌/代谢方面有恶性症候群的报道及体重增加和多汗症。泌尿生殖系统有引起阴茎异常勃起的报道和排尿困难。

三、心境稳定剂所致内分泌/代谢及泌尿生殖系统的改变

（一）碳酸锂对内分泌/代谢及泌尿生殖系统的影响

碳酸锂作用机制目前尚未确定。可能由于锂离子降低儿茶酚胺类神经递质含量而具有稳定情感的作用。亦有人认为锂盐可抑制腺苷酸环化酶而降低环磷腺苷含量，从而降低多巴胺受体的敏感性，产生药效。此外，碳酸锂尚可促进5-HT合成，使5-HT含量增加，亦有助于情绪的稳定。本药不良反应较多而重，表现在泌尿生殖系统方面，可引起蛋白尿、少尿、多尿、糖尿、月经紊乱。长期服用可降低肾脏的浓缩能力及肾形态学方面的改变。

（二）具有心境稳定作用的抗癫痫药物对内分泌/代谢及泌尿生殖系统的影响

1. **卡马西平** 本药为抗癫痫及抗惊厥药。该药有抗人格障

碍和躁狂抑郁作用，可能与抑制多巴胺和肾上腺素的蓄积有关。本品不良反应在内分泌/代谢系统，可见低钠血症，少见低钙血症，罕见骨质疏松。泌尿生殖系统国外有导致性功能障碍的报道。

2．**丙戊酸钠** 本品内分泌/代谢系统的不良反应，可见食欲亢进、体重增加。泌尿生殖系统可见闭经或月经失调。

3．**拉莫三嗪（利必通）** 本药是一种苯嗪的衍生物，心境稳定的机制不明。可能与其抑制神经元突触前膜的钠离子和钙离子通道，对神经细胞膜的稳定作用有关。另外在动物试验中，证明拉莫三嗪有神经保护作用。在内分泌/代谢系统有致中枢性尿崩症患者发生低钠血症的报道。在泌尿生殖系统偶见血尿。

四、抗焦虑药物、镇静催眠药物所致内分泌/代谢及泌尿生殖系统的改变

（一）苯二氮䓬类药物对内分泌/代谢及泌尿生殖系统的影响

1．**地西泮（安定）** 本药的作用部位及机制尚未完全阐明，目前认为与特异的神经细胞膜受体相互作用后，可以强化并促进脑内主要抑制性神经递质γ-氨基丁酸（GABA）的神经传递功能，主要在中枢神经各个部位，起突触前和突触后的抑制作用。

本药可有镇静催眠、抗焦虑作用；抗癫痫、抗惊厥作用；骨骼肌松弛作用；遗忘作用。其镇静催眠、抗焦虑作用机制：通过刺激上行性网状激活系统内的GABA受体，提高GABA在中枢神经系统的抑制作用，增强脑干网状结构受刺激后的皮层抑制和阻断边缘性觉醒反应。遗忘作用：地西泮在治疗剂量时，可以干扰记忆通路的建立，从而影响近事记忆。本品的不良反应在内分泌/代谢系统，可发生男子乳房发育、生长激素分

泌增多、卟啉症、体温过低等。泌尿生殖系统有尿失禁、尿潴留、性功能障碍的报道。

2．硝西泮（硝基安定） 本药作用机制为选择性作用于大脑边缘系统，与中枢苯二氮草受体结合，从而促进γ-氨基丁酸的释放，促进突触传导功能，起到安定、镇静及显著催眠作用。本品的催眠作用类似短效或中效巴比妥类药物，其特点为可引起近似生理性睡眠，且无明显后遗效应。本药不良反应主要以精神神经系统为著。内分泌 / 代谢系统可见血卟啉病出现。

3．劳拉西泮（罗拉） 本药为中效苯二氮草类中枢神经抑制剂，可引起中枢神经系统不同部位的抑制，故临床表现不同。

本药通过刺激上行性网状激活系统内的γ - 氨基丁酸（GABA）受体，提高GABA在中枢神经系统的抑制作用，增强脑干网状结构受刺激后的皮层抑制和阻断边缘性觉醒反应，从而具抗焦虑、镇静催眠作用。

本药在治疗剂量时可以干扰记忆通路的建立，从而影响近事记忆，此为遗忘作用。

本药还有抗惊厥作用及骨骼肌松弛作用。

本药不良反应与其他苯二氮草类药相似，中枢神经系统症状较多而重。有报道可发生加压素分泌增多及男性用药后性欲完全丧失。

4．三唑仑 本药为短效的苯二氮草类镇静催眠药，作用机制同地西泮。但催眠镇静作用更为显著。不良反应在内分泌/代谢方面，可引起血卟淋病和体温过低。

5．艾司唑仑（舒乐安定） 本药为高效的苯二氮草类镇静催眠药，作用于大脑边缘系统和脑干网状结构，并能降低大脑组织氧化过程，加强大脑保护性抑制作用。常规剂量使用无明显不良反应。

6．阿普唑仑（佳乐定、佳静安定） 本药可引起中枢神经系统不同部位的抑制，但其作用部位与作用机制尚未完全阐明。现认为可以加强或促进γ-氨基丁酸（GABA）的抑制作用。GABA 与苯二氮䓬受体相互作用，主要在中枢神经各个部位，起突触前和突触后的抑制作用。本药的不良反应亦以中枢神经系统为著。内分泌/代谢及泌尿生殖系统不良反应较少见。

（二）非苯二氮䓬类药物对内分泌/代谢及泌尿生殖系统的影响

1．**酒石酸唑吡坦（思诺思、诺宾）** 本药为一种咪唑吡啶类镇静催眠药物。能选择性地与中枢神经系统的γ-氨基丁酸A受体ω_1亚型结合，而具有较强的催眠镇静作用，没有抗惊厥、肌松及抗焦虑作用。本品不良反应以中枢神经系统较多见，内分泌/代谢及泌尿生殖系统较少见。

2．**丁螺环酮（奇比特、一舒）** 本药为氮杂螺环癸烷二酮化合物，在脑中缝区与5-羟色胺（5-HT）受体高度结合，具有$5\text{-}HT_{1A}$受体激动作用，抗焦虑作用可能与此有关。本药不具有抗惊厥及肌肉松弛作用，无明显的镇静性与依赖性。本品不良反应在内分泌/代谢系统，可引起高催乳素血症。有报道血浆催乳素水平的升高与丁螺环酮的剂量呈正相关，但没有男性乳房女性化的报道。泌尿生殖系统可引起性功能障碍。

3．**氯美扎酮（芬那露）** 本药作用机制可能是抑制大脑皮质下突触反射。具有弱的安定及肌肉松弛作用，可通过减轻焦虑而改善情绪，通常损害意识的清晰度，能改善没有意识障碍的中度焦虑。不良反应在内分泌/代谢系统可诱发血卟啉病。泌尿生殖系统可引起排尿困难。

4．**佐匹克隆（忆梦返、三辰）** 本药为环吡咯酮类第三代镇静催眠药。是抑制神经递质γ-氨基丁酸（GABA）受体的激动剂，可与苯二氮䓬类结合于相同的受体和部位，但两者结构不同，作用区域也不同。本药有镇静催眠、抗焦虑、肌肉松弛和抗惊厥等作用，其催眠作用迅速，并可延长睡眠时间，提高睡眠质量，减少夜间觉醒和早醒次数。不良反应在内分泌/代谢系统及泌尿生殖系统尚未见报道。

5．副醛（聚乙醛） 本药药理作用与水合氯醛相似。不良反应在内分泌/代谢系统，有引起代谢性酸中毒、血卟啉病急性发作的报道。未见泌尿生殖系统不良反应报道。

第四节 精神障碍患者内分泌/代谢、泌尿生殖系统改变的保健

从上一节可看出，精神障碍患者在服用精神药物后，部分会出现内分泌/代谢、泌尿生殖系统改变，是精神药物的不良反应表现，对此提出保健内容如下：

一、正确认识精神药物对内分泌/代谢、泌尿生殖系统的不良反应

精神药物的这些不良反应发生率不是百分之百，而且个体差异很大。因此，不必惊慌或忌医，应在医生指导下放心治疗。

二、对不良反应严重者，可减少用药剂量

若减少用药剂量后仍严重，可换用不良反应小的另一种精神药物。当然，上述措施要以维护病情为重，权衡利弊进行。

三、对闭经、溢乳的治疗

1．溴隐亭 本药为多肽麦角类生物碱，能选择性地激动多巴胺受体。其作用机制之一，用于高催乳素血症所致的各类疾病：通过与多巴胺D_2受体结合，直接抑制脑垂体合成和释放催乳素，从而血清催乳素水平下降，睾丸或卵巢功能恢复并抑制乳汁分泌。因此，临床用于因高催乳素血症引起的女性闭经或溢乳，男性性功能减退，以及合并高催乳素血症的男女不育

症。不过精神障碍患者在使用时应慎用，因为本药可刺激多种多巴胺受体，而且与剂量有关。在治疗因精神药物所致闭经、月经紊乱时，还可能受到精神药物的干扰，所以必须及时依据病情调整本药剂量。初始剂量宜小，以减少不良反应的发生率及严重程度。治疗开始可在睡前或晚餐中用1.25mg，以后逐渐增量。一般 2.5 ～ 5mg/d 可抑制溢乳，且恢复排卵。

2．乌鸡白凤丸或中医辨证施治。

3．安乐片 赵贵芳等（2005）对由氯氮平、舒必利、维思通、氯丙嗪、奋乃静等多种抗精神病药所致闭经的精神分裂症患者 33 例，情感性精神障碍 3 例，服用琦云安乐片 4 片 / 次，3次/天，固定剂量，连续服用3个月，闭经治疗有效率66.7%。安乐片由柴胡、当归、川芎、茯苓、钩藤、白术（炒）、甘草组成，具有解郁、活血、行瘀、健脾、调理月经的作用。显示对服用抗精神病药致闭经患者有一定疗效，故此药可供临床选用。

4．施用人工周期 请妇科专科治疗。待月经恢复后给予中药维持治疗，或者慎用对泌乳素水平影响小的药物治疗。

第十四章　产科精神卫生

《中华人民共和国母婴保健法》第九条中规定“有关精神病在发病期内的准备结婚的男女双方应当暂缓结婚”。但是，对不属发病期内结婚或婚后发病者，及属于“暂缓结婚”未经出具婚前医学检查证明而结婚者，仍有妊娠、分娩等产科情况。更有平日精神健康而在妊娠期、产前、产后出现心理卫生问题及精神障碍者。孕产期精神卫生问题及精神疾病，是精神医学实践中的一个重要方面。对此范畴，目前尚无确切的名称，权且称产科精神医学。该部分内容不但要求精神科医师掌握及处理，而且在新时期，新的医学模式要求产科医师也能掌握和处理。

第一节　妊娠、分娩中的精神卫生问题

生育是妇女的职能，是延续人类和民族的必需。但是，在生育所涉及的受孕、妊娠、分娩、产褥、哺乳等环节中的任一过程出现问题，都会对妇女身心健康造成不良影响，产生心理危机或精神障碍。妇女一旦受孕后将面临心理适应、妊娠反应、妊娠焦虑、妊娠期精神疾病、妊娠期用药等问题，从而给她们带来一定的心理压力。

一、妊娠期心理卫生问题与干预

（一）妊娠心理反应

妇女妊娠后在体型、体重、容貌、内分泌、自主神经系统、心血管功能等方面，都会发生明显的变化。尤其妊娠后的5～6个月，增大的子宫给她们的活动增加困难，给她们的生活带来不便，从而产生被限制感。

妇女受孕后由于疲劳、躯体不适、性欲减退、担心性交损伤胎儿，或因医师建议等主客观原因，拒绝与丈夫同房，性生活减少，因而可能引起或加重夫妇间的情感矛盾。事实上，妊娠期除有习惯性流产者应暂时减少或回避性交（这方面丈夫是容易谅解的）外，夫妇性生活对胎儿还是安全的。妊娠后期由于妇女腹部隆起，可调整性交方式。

上述各方面都需要适应，尤其取得双方良好的性适应。

（二）妊娠反应时的心理卫生问题

心理分析学派学者认为，早期妊娠反应及妊娠剧吐与内心深处不情愿妊娠有关。不过，受孕之初，一般在停经 6 周后，大多数妇女有轻度恶心、呕吐、喜酸等症状，常在早晨出现，故称晨吐，数小时内消失。总的来说，不需特殊治疗，12～16 周即消失。只有少数孕妇呕吐频繁、进食困难，甚至导致电解质紊乱、酸碱失衡，称为妊娠剧吐。

妊娠早期因绒毛膜促性腺激素(HCG)的迅速上升和雌孕激素水平升高，孕妇可有乳腺触痛和疲乏的表现。

妊娠中期妇女躯体感觉良好，妊娠反应减轻，可有解脱之感。但被动和依赖性增长，性欲增长或减低。16～18周出现胎动，孕妇感到胎儿已经存在，期盼心理产生。

（三）妊娠期焦虑

孕妇大多在妊娠前 3 个月和后 3 个月发生焦虑和抑郁，妊娠中期则较少发生。妊娠早期焦虑和抑郁的发生率为10%，其原因有既往精神障碍史、担心胎儿、既往终止妊娠史、夫妻关系不和、焦虑型人格等。不过，随着妊娠进展，焦虑和抑郁将逐渐消失。不必服用药物治疗。

（四）妊娠期精神障碍

既往精神健康者妊娠期很少发生精神分裂症、情感性精神障碍等重型精神障碍。

瑞典的研究资料表明既往有精神障碍史者：①妊娠期间精神卫生状态恶化者占50%，精神健康改善者5%，无改变者45%；②妊娠期间出现精神障碍症状与既往精神障碍史强烈相关；③既往有精神障碍史的妇女，45%在妊娠期可能出现精神卫生问题，而既往无精神障碍史的妇女仅13%在妊娠期出现问题；④在同这些精神障碍患者谈话中，可发现既往有精神障碍史的妇女妊娠时精神障碍加重者占39%，而对照组为4%；⑤临床观察，该类既往有精神障碍史的妇女中仅35%有与精神卫生状态相关的医学记录，在无精神卫生记录的患者中发现58%有较多的精神紊乱。

有学者对214例精神障碍患者妊娠期病情研究发现：①精神分裂症治愈后维持治疗者，妊娠期均未见复发；未维持治疗者妊娠期复发率为15.38%，总复发率为2.4%。显示维持治疗者妊娠期复发较少；②存有精神病性症状的精神分裂症患者，妊娠期病情较易波动，显示妊娠对恶化原有精神障碍症状有一定影响；③情感性精神障碍患者，不论维持治疗与否，妊娠期病情均未见波动与复发；④妊娠期具有对各种精神疾病抑制发病的作用，早期更具抗精神病作用，可能与雌激素具有抗多巴胺能效应有关。

精神障碍患者妊娠保健策略：①情感性精神障得患者，治愈且巩固治疗1年以上，可停药妊娠。一般应停药1周后受孕，如停药较长时间后未孕，应注意病情变化，有复发征兆先行治疗，推迟妊娠；②精神分裂症患者，痊愈且巩固治疗达2年以上，无复发及复发倾向，可停药妊娠，一般应停药1周后受孕（使用长效药物者，应在药物周期过后计算），停药期间有复发或复发倾向者，先行治疗，延迟妊娠；③巩固时间不足或存在精神症状已受孕者，孕期应有选择地维持治疗，但对胎儿有一定风险；妊娠早期病情加重，服用较大剂量及致畸风险大的药物者，应选择终止妊娠；④妊娠期间病情波动者，早期波动明显需系统治疗，以终止妊娠为佳；波动轻，以睡眠、情绪障碍为主者，可给小剂量的镇静安眠药物；妊娠5个月后病情波动，可给予抗精神病药物，剂量以控制兴奋躁动及有利于饮食起居为目的；病情复发或加重，家属及患者自愿终止妊娠，应予以支持。

二、产前精神障碍

产前精神障碍研究相对较少，但有些学者认为：焦虑和抑郁是孕妇在产前常见的症状或寻求心理咨询的主要原因。

【患病率】Affonso等报道大约50%孕妇产前有抑郁症状。Kitamura等发现产前抑郁发生率明显高于非孕妇，产前焦虑、抑郁发生率为16.50%，刘兰芬等报道焦虑发生率为11.0%。

【发病机制】多数学者认为产前精神状态与妊娠期体内激素变化显著有关，除性激素变化外，产前血浆中β-内啡肽浓度、α-肾上腺素能受体增加，复杂的社会心理因素如：①产科因素（首次受孕、首次分娩和既往流产史）；②早年经历，如丧父等；③性格（精神质倾向）；④对目前妊娠的态度；⑤住房因素（无单独住房、拥挤）；⑥社会支持等同样起着重要作用。

【临床特点】临产前出现发怒、紧张、恐惧、焦虑、担忧等状态，她们对即将到来的分娩感到恐惧，担心胎儿是否正常，是否会发生死产或畸形。

【诊断与评定】使用精神科量表如汉米顿焦虑量表(HAMA)、汉米顿抑郁量表（HAMD)、焦虑自评量表（SAS)、抑郁自评量表（SDS)、贝克焦虑量表（BAI)、贝克抑郁量表(BDl）等，对产前的焦虑、抑郁状态均具有较高的信度和效度，可进行早期筛查。

【治疗及预防】产前精神障碍的重点在于预防，早期发现、早期干预，进行心理疏导。必要时给予小剂量的抗焦虑抑郁药物，以控制病情，减少对产后心理状况的影响。否则可考虑提前分娩或终止妊娠。因为产前精神障碍，对产后心理状态有着不可忽视的作用，产前焦虑、抑郁的产妇，产后出现精神障碍的危险性明显增加。

三、分娩时精神症状

分娩过程中体验到恐惧、紧张和疼痛，产程延迟导致机体消耗，产妇可出现“恐怖－紧张－疼痛”综合征或发生短暂意识混乱。如产前即予以心理治疗，消除其对分娩的恐惧，可预防此类状态的发生。一旦发生，应给予适量抗焦虑药物，如阿普唑仑0.4mg，1日3次，也可给予地西泮。山东省精神卫生中心(1998)对产时常规肌注地西泮10mg的96例产妇进行研究，未见不良反应，亦未影响产程，母子平安，无一例出现此综合征及短暂意识混乱发生。

第二节　产后精神卫生问题及精神障碍

分娩在人类可构成生活事件（精神应激），从而引起一些精神疾病。伴随分娩的一些心理社会因素，在产后精神障碍的发生上也起着重要作用。产后阶段可能是妇女发生心绪改变的薄弱环节。因此，该阶段容易发生精神障碍。

产后精神障碍指产后6周内发生的精神障碍，也有延伸到产后2～3个月的。产后精神障碍可分为产后心绪不良、产后抑郁症和产后精神障碍。

一、产后心绪不良

产后心绪不良又称产院抑郁，指产后数日内发生的短暂的和轻度的心绪不良改变。Victoroff 1952年首次提出“心绪不良”，O'Hara等（1991）将其描述为“与分娩相关的一种情感综合征”。

【患病率】产后心绪不良患病率国外报道为15%～84%，翟书涛报道为65.1%，刘兰芬等报道产后1周产妇可能有抑郁情绪者为33.5%，抑郁症为6%，可能有焦虑情绪者为31%，肯定有焦虑者为4%。多数报道产后心绪不良患病率在50%左右，其可在以后分娩时复发，野村纯一等报告再发率为39%。

【发病机制】尚不清楚。多数文献报道认为生物学机制主要为性激素的改变、催乳激素水平和皮质醇升高、甲状腺功能不足、血管加压素水平降低、尿中环磷酸腺苷排出增加、电解质改变、血浆游离色氨酸水平降低、单胺氧化酶活性降低、β-内啡肽降低等假说，但尚需进一步证实。最近一项研究显示产后心绪不良与孕酮水平的变化存在一定关系，认为产前孕酮水平越高，心绪不良越重，而产后孕酮水平下降幅度越大，心绪不良越严重。另一项研究发现心绪不良最严重时，孕酮水平最低。

社会心理学因素和产科因素也受到普遍重视。Hannah等认为孕期焦虑、既往精神障碍史、孩子出生时体重低、分娩较想像困难、剖宫产、人工喂养等因素和产后心绪不良有关。

【临床特点】哭泣和泪眼汪汪是产后心绪不良最常见的症状，可见于50%～58%的产妇。哭泣具有委屈和为难的成分。产妇解释哭泣的原因为丈夫冷落、护士欠关心、本人和婴儿不适、思念家人、不会护理婴儿等。抑郁并不常见，而精神不振较为典型。少数患者可有自尊心受损、自罪自责、悲观厌世等消极体验。心绪波动往往表现为在一日内可有抑郁、紧张、易激惹、哭泣和喜悦的频繁交替。易激惹大多针对其丈夫、医务人员和家人，有时易激惹可达到非常严重的地步，往往对周围抱有敌对情绪。

躯体症状可有头痛、失眠、口渴、食欲不振、乳房充血、踝部肿胀、消耗和衰弱等。

产后心绪不良不但在再经历分娩时可复发，而且可为产后抑郁症的前奏。

【诊断与评定】根据产后10天内出现的上述临床特点，一般不难识别。因为心绪本来在产后10天内变化最快，需要天天进行评定，故迄今还没有一个标准的检测工具来测评产后心绪不良。爱丁堡产后抑郁量表（EPDS）是一个10项目自评问卷，用于产后5天和6周时，其对产后心绪不良和产后抑郁症有很高的特异性和敏感性，可让产妇在产后1周内每日进行评定。Kennerley等（1989）设计了一种简单易行的28项产后心绪不良问卷，该问卷最适合且简便，可以每日进行评定，他们的研究显示在产后第5天此问卷的评分最高，并认为抑郁不是心绪不良的特征性症状。此问卷比其他量表更能准确地反映心绪不良的变化情况。

【治疗及预防】产后心绪不良是产后1周内发生的一种短暂的轻度心绪改变，可以自愈。治疗以解释和心理疏导为主，明白地告诉患者这一状态是暂时的，是一种反应过程，持续数日便可消失。社会支持是重要的，丈夫和父母应尽可能在身边照顾，予以安慰和鼓励。对已有心绪不良者应采取积极态度预防、干预，以减少产后抑郁发生，对可能生育第二胎者还应提醒再次分娩时复发的可能。

二、产后抑郁症

关于产后抑郁症是否为一独立的疾病单元，尚无一致意见，目前倾向其为一特殊的疾病分类。Watson认为产后抑郁症可能存在5类：①与妊娠和分娩无关，直接由当时存在的应激如居丧或住房困难引起；②抑郁与妊娠或分娩的一些事件相连，如产前并发症或早产；③并非由于急性生活事件，而是由于长期生活困难；④从既往分娩恶性事件出发，如胎儿死亡；⑤单纯由分娩引起。

【患病率】Cox等（1993）报道产后抑郁症在产后6个月的

发生率为 13.8%；O'Hara 等（1996）报道产后抑郁症发生率为 13%；Holcomb 等（1996）报道为 11%。国内刘兰芬等报道产后 2 个月产后抑郁发生率为 22.5%，肯定有抑郁的为 2%。

【发病机制】社会心理因素与产后抑郁的发生关系密切。研究发现产后抑郁存在一系列的相关因素，产后适应不良、睡眠不足、照顾婴儿过于疲劳等为常见的诱因，而精神障碍史和新近应激事件亦发挥重要影响。此外，年龄小、产后早期心绪不良、夫妻关系不和、缺乏社会支持均与产后抑郁症的发生有关。概括地说，产后抑郁症患者的应激来源共有 5 类：①经济方面包括额外的经济需求；②躯体应激如睡眠剥夺、过度工作、过度的负荷、不良的工作条件；③心理应激包括感到不安、失去控制感、剥夺权利、孤独、责任感增加、隔绝、社会剥夺等；④婚姻方面包括未婚、丈夫支持不够、工作时间长；⑤社会方面包括期待成为一个好母亲。其中躯体改变和心理应激这两类往往超过妇女的承受能力。另外，有些产妇称其对成为母亲准备不足，对孩子的养育不能提前作好有效的计划，这些均可导致产后抑郁。

产后产妇神经内分泌变化，尤其是性激素的急剧变化，被许多学者认为是产后抑郁症发生的重要机制之一。有学者发现一些内源性类鸦片物质如β - 内啡肽浓度在产后迅速下降可能与产后抑郁有关；有学者认为由于分娩而升高的血小板中α-肾上腺素能受体含量不下降或未恢复正常水平，可能导致抑郁发生；甲状腺功能低下是产后抑郁症最常见的伴随症状，提示与甲状腺功能紊乱有关；Ahokas等（2000）发现妊娠晚期血清中雌二醇突然下降，以往曾有报道采用雌二醇治疗产后抑郁有效，故雌二醇与产后情感性障碍发生有关。

【临床特点】产后抑郁症多在产后2周内发病，表现为情绪抑郁、易疲劳、恐怖、焦虑、主动性降低、制造性思维受损、性欲减退和便秘等。归纳如下：①对婴儿健康过分焦虑；②自责，担心不能像好母亲那样照顾婴儿；③因心境不良而造成的睡眠障碍；④产妇不能认识到自己不正常；⑤自杀意念或伤害婴儿的恐惧；⑥性欲丧失；⑦担心会拒绝婴儿和不情愿地喂养婴儿；⑧害怕孩子不是自己的。

【诊断与评定】对于产后抑郁症的检测存在明显的困难，如体重减轻、月经变化、性欲减退、食欲改变、日常兴趣的改变等，很可能是产后的正常现象。目前一般采用两步筛查法，即先使用筛查量表筛查出可疑患者，工具有贝克抑郁量表(BDI)、一般健康问卷、爱丁堡产后抑郁自评量表（EPDS）等。EPDS 被证实为产后最有效的量表评定工具，其较 BDI 显示出更大优越性。汉米顿抑郁量表（HAMD）也可用于测定产后抑郁症，这两种评定工具相当。对产后 6 周内第一次发病（既往无精神障碍病史），以抑郁、悲伤、沮丧、哭泣、易激惹、烦躁甚至出现幻觉或自杀等一系列症状为主的精神紊乱可疑者，可采用研究使用的诊断标准：《中国精神障碍分类与诊断标准》第三版(CCMD-3)、《国际疾病分类》第十版（ICD-10)、美国《精神障碍诊断统计手册》第四版(DSM-4)进行诊断。

【治疗】精神治疗和药物治疗均必需。首先要预防和减少产后抑郁症的发生，从孕期开始对产妇进行孕产期的心理指导。早期检测、早期发现，对那些高危妇女进行早诊断、早治疗。

心理治疗要结合支持性心理治疗，妥善解决环境中存在的问题，帮助纠正夫妻关系，调整与配偶有关的不良因素，即对负面生活事件的解决和婴儿带来的产后经济负担的认识。母婴同室可有助于疾病的恢复。

严重的抑郁要进行治疗。首先是抗抑郁药物治疗，但要特别注意药物剂量，从低剂量起，逐渐加量，对不准备哺乳的产妇可选用 5-HT 再摄取抑制剂（SSRl)、三环类、四环类抗抑郁剂及电休克治疗，有明显焦虑者可给予阿普唑仑0.4mg，每日3次。激素治疗如孕酮已被广泛应用，这类药物有阴道栓剂，剂量为每日 800mg，可作为抗抑郁治疗的辅助治疗。甲状腺功能亢进者采用β-受体阻滞剂，甲状腺功能低下者可选用甲状腺素治疗。

【预后】大多数患者可于 3 ~ 5 个月内恢复，也有 12 个月仍抑郁者，Riechex-Rossler（1997）认为产后1个月患抑郁症的年轻母亲，大约10%～15%长期不愈。患产后抑郁症的患者不仅影响自身的精神健康，并且影响家庭尤其是儿童的发育。Weinberg等（1998）发现产后抑郁对母亲本身、婚姻关系和孩子的心理发育产生长期不良影响。目前研究认为：①对婴儿早期的影响：婴儿面部表情反应少，消极表情和抗议行为多，有些婴儿 6、7 个月时，常出现退缩行为及缺乏积极的情感反应，有些婴儿表现明显回避，有些表现为防御性行为。②对婴儿后期的影响：母亲早期抑郁与婴儿的认知和情感发育不良相关。且行为存在障碍，最常见为睡眠差，饮食不好，过多的暴怒发作和分离焦虑等问题。③对幼儿早期的影响，还处于研究阶段。总之，母婴之间的交流障碍直接影响儿童的体验，因此，产后抑郁症是儿童心理发育最大的不利因素之一。当然，还要考虑其他环境因素的影响。

三、产后精神障碍

产后精神障碍又称产褥期精神障碍，是产后发生的各种精神障碍的总称。主要指伴发精神症状的躁狂症或抑郁症、急性幻觉妄想和一时性精神病性障碍、分裂情感性障碍。对于产后精神障碍是否作为一个独立的疾病单元，目前仍有争议。但在《国际疾病分类》第十版中又重新出现，并加以说明“这一分类仅被用于产后有关的精神障碍（产后 6 周内）”。说明产后精神障碍的临床表现有其特征。

【患病率】发生率极低，大约1/500。刘兰芬等（2000）观察200位初产妇至产后2个月，未见1例发生产后精神障碍。大宗病例分析显示住院的产后精神障碍患者中，最常见为双相型情感障碍，约占产后精神疾病的36%～50%，且产后发病率比其他任何时期发病率都高。精神分裂症不足10%，器质—中毒性精神障碍为12%～52%。产后发生的精神分裂症和抑郁性疾病易于在再次分娩时复发，二者复发率分别为30%～50%和15%～20%。

【发病机制】据研究，产后精神障碍与双相型情感障碍家族史、既往双相型情感障碍史、初产妇、丈夫支持不良等因素有关。说明产后精神障碍的发病与遗传、社会心理因素、人格缺陷、躯体因素及产后积累的激素变化有关。有人认为强迫型人格和不成熟人格妇女容易发生产后精神障碍。Wieek等（1991）提出了内分泌机制，发现在某种程度上可通过产后即刻采用吗啡刺激实验来预测，产后脱水吗啡实验显示激素分泌增加的产妇最容易发生产后精神障碍。但该实验未能被Meakin等（1995）所重复。

【临床特点】产后精神障碍变化快，常以心境紊乱为较常见的症状，有变化快、短期预后好、双相病程、多见于产后6周内等特点。再次妊娠复发的危险性极高。产后抑郁症较常见的临床表现：严重失眠与早醒，情绪易变，突然大哭或大笑，持续性的紊乱，定向和人格丧失，异常的行动，对婴儿焦虑或拒绝婴儿，产生妄想，有抑郁或焦虑情绪，自责自罪，甚至自杀或杀害婴儿。

【治疗及预防】产后精神障碍通常都需要进行住院治疗。治疗方法包括抗精神病药物、情绪稳定剂（锂盐等）、抗抑郁药和电休克治疗。对哺乳妇女要特别谨慎母亲的紊乱状态和用药剂量，必要时应考虑停止哺乳。

第三节　开展孕产期心理卫生宣教与咨询

人人享有卫生保健和提高全民族健康素质是社会主义现代化建设的重要目标，是人民生活质量改善的重要标志。为保障人人享有卫生保健和提高全民族的健康素质，我国要求医疗保健机构为公民提供婚前、孕产期保健服务。随着医学模式的转变，婚前、孕产期保健的内涵和重要性，已不再是单纯技术问题，开展孕产期心理卫生宣教与咨询是非常必要而且重要的。

开展孕产期心理卫生宣教的对象不仅仅针对产妇，还应包括家庭中丈夫、父母及其他家庭成员。

宣教重点应放在目前急需解决的下列几个问题：①产前对包括丈夫、父母等家庭成员进行有关心理卫生宣教，处理好与孕妇之间的关系，让孕妇有一个充满温馨和谐的家庭环境，让孕妇感到舒适，以减轻其心理负担；②对孕妇进行有关分娩知识的宣教，使孕妇充分认识分娩只是一个自然的生理过程，全面了解分娩全程及产后情况，达到情绪充分放松，以减少产前紧张恐惧的心理状态；③对产妇进行个性指导，指出要处世豁达，凡事应心胸开阔，尤其在孕期更应注意，尽量保持心情舒畅，轻松度过孕期；④针对胎儿性别、住房条件、经济状况、婆媳关系、夫妻感情诸因素，消除其不良影响，予以心理咨询和指导，使产妇能正确对待与认识。

对精神障碍患者孕产期心理卫生宣教与咨询除上述内容外，还应针对患者病情、用药、遗传等进行正面、积极的宣教，对尚未定论的问题，讲明利害关系，提出意见，希望当事人采纳，但不能强迫命令，更不能用“保证、绝对”之类的词来威胁当事人，否则破坏了尊重原则。此外，对精神障碍患者及当事人保密和保护隐私是医学及遗传学、计划生育专家的义务和责任。但对危及第三者的生命或群众安全者除外，不仅不予以保护隐私，还应劝阻、说明，并予以妥善解决。

中华人民共和国母婴保健法

第一章 总 则

第一条 为了保障母亲和婴儿健康，提高出生人口素质，根据宪法，制定本法。

第二条 国家发展母婴保健事业，提供必要条件和物质帮助，使母亲和婴儿获得医疗保健服务。

国家对边远贫困地区的母婴保健事业给予扶持。

第三条 各级人民政府领导母婴保健工作。

母婴保健事业应当纳入国民经济和社会发展计划。

第四条 国务院卫生行政部门主管全国母婴保健工作，根据不同地区情况提出分级分类指导原则，并对全国母婴保健工作实施监督管理。

国务院其他有关部门在各自职责范围内，配合卫生行政部门做好母婴保健工作。

第五条 国家鼓励、支持母婴保健领域的教育和科学研究，推广先进、实用的母婴保健技术，普及母婴保健科学知识。

第六条 对在母婴保健工作中做出显著成绩和母婴保健科学研究中取得显著成果的组织和个人，应当给予奖励。

第二章 婚前保健

第七条 医疗保健机构应当为公民提供婚前保健服务。

婚前保健服务包括下列内容：

（一）婚前卫生指导：关于性卫生知识、生育知识和遗传病知识的教育；

（二）婚前卫生咨询：对有关婚配、生育保健等问题提供医学意见；

（三）婚前医学检查：对准备结婚的男女双方可能患影响结婚和生育的疾病进行医学检查。

第八条 婚前医学检查包括对下列疾病的检查：

（一）严重遗传性疾病；

（二）指定传染病；

（三）有关精神病。

经婚前医学检查，医疗保健机构应当出具婚前医学检查证明。

第九条 经婚前医学检查，对患指定传染病在传染期内或有关精神病在发病期内的，医师应当提出医学意见；准备结婚的男女双方应当暂缓结婚。

第十条 经婚前医学检查，对诊断患医学上认为不宜生育的严重遗传性疾病的，医师应当向男女双方说明情况，提出医学意见；经男女双方同意，采取长效避孕措施或者施行结扎手术后不生育的，可以结婚。但《中华人民共和国婚姻法》规定禁止结婚的除外。

第十一条 接受婚前医学检查的人员对检查结果持有异议的，可以申请医学技术鉴定，取得医学鉴定证明。

第十二条 男女双方在结婚登记时，应当持有婚前医学检查证明或者医学鉴定证明。

第十三条 省、自治区、直辖市人民政府根据本地区的实际情况，制定婚前医学检查制度实施办法。

省、自治区、直辖市人民政府对婚前医学检查应当规定合理的收费标准，贫困地区或者交费确有困难的人员应当给予减免。

第三章 孕产期保健

第十四条 医疗保健机构应当为育龄妇女和孕产妇提供孕产期保健服务。孕产期保健服务包括下列内容：

（一）母婴保健指导：对孕育健康后代以及严重遗传性疾病和碘缺乏病等地方病的发病原因、治疗和预防方法提供医学意见；

（二）孕妇、产妇保健：为孕妇、产妇提供卫生、营养、心理等方面的咨询和指导以及产前定期检查等医疗保健服务；

（三）胎儿保健：为胎儿生长发育进行监护，提供咨询和医学指导；

（四）新生儿保健：为新生儿生长发育、哺乳和护理提供医疗保健服务。

第十五条 对患严重疾病或者接触致畸物质，妊娠可能危及孕妇生命安全或者可能严重影响孕妇健康和胎儿正常发育的，医疗保健机构应当予以医学指导。

第十六条 医师发现或者怀疑患严重遗传性疾病的育龄夫妻，应当提出医学意见。育龄夫妻应当根据医师的医学意见采取相应的措施。

第十七条 经产前检查，医师发现或者怀疑胎儿异常的，应当对孕妇进行产前诊断。

第十八条 经产前诊断，有下列情形之一的，医师应当向夫妻双方说明情况提出终止妊娠的医学意见：

（一）胎儿患严重遗传性疾病的；

（二）胎儿有严重缺陷的；

（三）因患严重疾病，继续妊娠可能危及孕妇生命安全或者严重危害孕妇健康的。

第十九条 依照本法规定施行终止妊娠或者结扎手术，应当经本人同意，并签署意见。本人无行为能力的，应当经其监护人同意，并签署意见。

依照本法规定施行终止妊娠或者结扎手术的，接受免费服务。

第二十条 生育过严重缺陷患儿的妇女再次妊娠前，夫妻双方应当到县级以上医疗保健机构接受医学检查。

第二十一条 医师和助产人员应当严格遵守有关操作规程，提高助产技术和服务质量，预防和减少产伤。

第二十二条 不能住院分娩的孕妇应当由经过培训合格的接生人员实行消毒接生。

第二十三条 医疗保健机构和从事家庭接生的人员按照国务院卫生行政部门的规定，出具统一制发的新生儿出生医学证明；有产妇和婴儿死亡以及新生儿出生缺陷情况的，应当向卫生行政部门报告。

第二十四条 医疗保健机构为产妇提供科学育儿、合理营养和母乳喂养的指导。

医疗保健机构对婴儿进行体格检查和预防接种，逐步开展新生儿疾病筛查、婴儿多发病和常见病防治等医疗保健服务。

第四章 技术鉴定

第二十五条 县级以上地方人民政府可以设立医学技术鉴定组织，负责对婚前医学检查、遗传病诊断和产前诊断结果有异议的进行医学技术鉴定。

第二十六条 从事医学技术鉴定的人员，必须具有临床经验和医学遗传学知识，并具有主治医师以上的专业技术职务。

医学技术鉴定组织的组成人员，由卫生行政部门提名，同级人民政府聘任。

第二十七条 医学技术鉴定实行回避制度。凡与当事人有利害关系，可能影响公正鉴定的人员，应当回避。

第五章 行政管理

第二十八条 各级人民政府应当采取措施，加强母婴保健工作，提高医疗保健服务水平，积极防治由环境因素所致严重危害母亲和婴儿健康的地方性高发性疾病，促进母婴保健事业的发展。

第二十九条 县级以上地方人民政府卫生行政部门管理本行政区域内的母婴保健工作。

第三十条 省、自治区、直辖市人民政府卫生行政部门指定的医疗保健机构负责本行政区域内的母婴保健监测和技术指导。

第三十一条 医疗保健机构按照国务院卫生行政部门的规定，负责其职责范围内的母婴保健工作，建立医疗保健工作规范，提高医学技术水平，采取各种措施方便人民群众，做好母婴保健服务工作。

第三十二条 医疗保健机构依照本法规定开展婚前医学检查、遗传病诊断、产前诊断以及施行结扎手术和终止妊娠手术的，必须符合国务院卫生行政部门规定的条件和技术标准，并经县级以上地方人民政府卫生行政部门许可。

严禁采用技术手段对胎儿进行性别鉴定，但医学上确有需要的除外。

第三十三条 从事本法规定的遗传病诊断、产前诊断的人员，必须经过省、自治区、直辖市人民政府卫生行政部门的考核，并取得相应的合格证书。

从事本法规定的婚前医学检查、施行结扎手术和终止妊娠手术的人员以及从事家庭接生的人员，必须经过县级以上地方人民政府卫生行政部门的考核，并取得相应的合格证书。

第三十四条 从事母婴保健工作的人员应当严格遵守职业道德，为当事人保守秘密。

第六章 法律责任

第三十五条 未取得国家颁发的有关合格证书的，有下列行为之一，县级以上地方人民政府卫生行政部门应当予以制止，并可以根据情节给予警告或者处以罚款：

（一）从事婚前医学检查、遗传病诊断、产前诊断或者医学技术鉴定的；

（二）施行终止妊娠手术的；

（三）出具本法规定的有关医学证明的。

上款第（三）项出具的有关医学证明无效。

第三十六条 未取得国家颁发的有关合格证书，施行终止妊娠手术或者采取其他方法终止妊娠，致人死亡、残疾、丧失或者基本丧失劳动能力的，依照刑法第一百三十四条、第一百三十五条的规定追究刑事责任。

第三十七条 从事母婴保健工作的人员违反本法规定，出具有关虚假医学证明或者进行胎儿性别鉴定的，由医疗保健机构或者卫生行政部门根据情节给予行政处分；情节严重的，依法取消执业资格。

第七章 附 则

第三十八条 本法下列用语的含义：

指定传染病，是指《中华人民共和国传染病防治法》中规定的艾滋病、淋病、梅毒、麻风病以及医学上认为影响结婚和生育的其他传染病。

严重遗传性疾病，是指由于遗传因素先天形成，患者全部或者部分丧失自主生活能力，后代再现风险高，医学上认为不宜生育的遗传性疾病。有关精神病，是指精神分裂症、躁狂抑郁型精神病以及其他重型精神病。产前诊断，是指胎儿进行先天性缺陷和遗传性疾病的诊断。

第三十九条 本法自 1995 年 6 月 1 日起施行。

附：刑法有关条款

第一百三十四条 故意伤害他人身体的，处三年以下有期徒刑或者拘役。犯前款罪，致人重伤的，处三年以上七年以下有期徒刑；致人死亡的，处七年以上有期徒刑或者无期徒刑。本法另有规定的，依照规定。

第一百三十五条 过失伤害他人致人重伤的，处二年以下有期徒刑或者拘役；情节特别恶劣的，处二年以上七年以下有期徒刑。本法另有规定的，依照规定。

中华人民共和国母婴保健法实施办法

第一章 总 则

第一条 根据《中华人民共和国母婴保健法》(以下简称《母婴保健法》)制定本办法。

第二条 母婴保健工作实行以保健为中心、保健和临床相结合，面向群体、面向基层和预防为主的工作方针。

第三条 各省、自治区、直辖市在编制年度及中长期财政预算、配置卫生资源时，应当优先扶持母婴保健事业，对边远贫困地区给予特殊支持，以保障母亲和婴儿获得医疗保健服务。

第四条 《母婴保健法》第三条第一款规定的各级人民政府领导母婴保健工作是指：

(一) 将母婴保健事业纳入本地区国民经济和社会发展计划，制定本地区母婴保健工作发展规划，并为规划目标的实现提供政策保障；

(二) 组织、协调有关部门在各自职责范围内，配合卫生行政部门做好《母婴保健法》的执法监督管理工作；

(三) 为本地区医疗保健机构贯彻实施《母婴保健法》提供必要条件、物质帮助以及执法的专项经费。

第五条 卫生部主管全国母婴保健工作，并对母婴保健工作实施监督管理，其主要职责是：

(一) 执行《母婴保健法》及本办法；

(二) 制定《母婴保健法》配套规章及技术规范；

(三) 按照分级分类指导原则制定全国母婴保健工作发展

规划和实施步骤；

（四）组织鉴定并推广母婴保健适宜技术；

（五）对母婴保健工作进行监督管理。

第二章 技术服务机构与人员

第六条 《母婴保健法》及本办法规定的医疗保健机构是指依据《母婴保健法》开展母婴保健业务的各级妇幼保健机构以及其它开展母婴保健技术服务的机构。

第七条 医疗保健机构开展婚前医学检查，必须经设区的市级以上卫生行政部门审批，取得《母婴保健技术服务执业许可证》。

第八条 医疗保健机构和其它开展母婴保健技术服务的机构开展结扎手术和终止妊娠手术，必须经县级以上卫生行政部门审批，取得《母婴保健技术服务执业许可证》。

第九条 医疗保健机构开展遗传病诊断和产前诊断，必须经省级卫生行政部门审批，取得《母婴保健技术服务执业许可证》。

第十条 从事《母婴保健法》规定的婚前医学检查、遗传病诊断、产前诊断、结扎手术和终止妊娠手术的人员，应当参加卫生行政部门组织的《母婴保健法》知识培训和业务培训。凡符合卫生部规定的技术人员标准，经考核并取得卫生行政部门颁发的《母婴保健技术考核合格证书》后方可从事以上技术工作。

遗传病诊断和产前诊断人员的考核发证，由省、自治区、直辖市卫生行政部门负责。

婚前医学检查人员的考核发证由设区的市级以上地方卫生行政部门负责。

结扎手术和终止妊娠手术人员的考核发证，由县级以上地方卫生行政部门负责。

第十一条 从事家庭接生的人员必须参加卫生行政部门组织的《母婴保健法》知识培训和业务培训。凡符合卫生部规定的技术人员标准和要求并经考核合格及取得县级卫生行政部门颁发的《家庭接生员技术合格证书》后方可从事正常产的家庭接生工作。

第十二条 未取得《母婴保健技术服务执业许可证》的医疗保健机构和未取得《母婴保健技术考核合格证书》、《家庭接生员技术合格证书》的人员不得从事《母婴保健法》规定的婚前医学检查、遗传病诊断、产前诊断、结扎手术、终止妊娠手术和家庭接生。

第十三条 《母婴保健技术服务执业许可证》、《母婴保健技术考核合格证书》、《家庭接生员技术合格证书》有效期三年。有效期满后继续开展母婴保健技术服务的，由原发证机关重新审核认可。

第三章 婚前保健

第十四条 医疗保健机构应当开展婚前健康教育和婚前卫生咨询服务。

婚前医学检查由县级以上妇幼保健院或经设区的市级以上卫生行政部门指定的医疗机构承担。

第十五条 开展婚前医学检查的医疗保健机构应当具备下列条件：

（一）分别设置专用的男、女婚前医学检查室，配备常规检查和专科检查设备；

（二）设置婚前健康教育宣教室；

（三）有合格的专职男、女婚前医学检查医师。

第十六条 婚前医学检查包括询问病史、体格及相关检查。婚前医学检查项目按照卫生部有关婚前保健工作常规执行。

《母婴保健法》第八条规定的严重遗传性疾病、指定传染病和有关精神病的病种，除法律已有规定外，由卫生部另行公布。

第十七条 准备结婚的男女双方在办理结婚登记前，应当持下列材料到任何一方户籍所在地的婚前医学检查单位进行婚前医学检查：

（一）《居民身份证》、户籍证明或其他有效身份证明；

（二）近期一寸免冠照片三张。

涉外婚姻当事人应当到省级卫生行政部门批准的婚前医学检查单位进行婚前医学检查。

第十八条 婚前医学检查实行逐级转诊制度。对不能确诊的，应当转到设区的市级以上卫生行政部门指定的医疗保健机构进行确诊。原婚前医学检查单位应当根据确诊结果填写《婚前医学检查证明》。

第十九条 婚前医学检查单位应当向接受婚前医学检查的当事人出具《婚前医学检查证明》。

对患指定传染病在传染期内和有关精神病在发病期内的，医师应当提出医学意见，并如实填写《婚前医学检查证明》。

对患医学上认为不宜生育的严重遗传性疾病的，医师应当向当事人说明情况，提出医学意见，并如实填写《婚前医学检查证明》；对已经采取长效避孕措施或施行结扎手术的，应当予以注明。

不宜生育的严重遗传性疾病的诊断由省级卫生行政部门指定的医疗保健机构负责。

第四章 孕产期保健

第二十条 按照当地卫生行政部门划定的服务区域，医疗保健机构应当在各自的职责范围内，为育龄妇女和孕产妇提供生殖健康和孕产期保健服务。

第二十一条 孕产期保健服务指从怀孕开始至产后四十二天内为孕产妇及胎、婴儿提供的医疗保健服务。其主要工作是：

（一）为孕育健康后代提供医学指导与咨询；

（二）为孕妇建立孕产妇保健手册(卡)，定期为孕妇进行产前检查，记录检查结果；

（三）为孕妇提供营养及孕期自我保健指导；

（四）针对高危孕妇做好保健管理工作，采取适宜技术对孕产妇及胎儿进行监护，使具有不同危险因素的孕妇能按其危险程度，得到相应的保健医疗服务；

（五）提倡住院分娩，做好消毒接生和新生儿复苏工作，采用适宜技术对孕产妇及胎儿进行监护，预防产伤及产后出血，降低孕产妇及围产儿的发病率、死亡率；

（六）实行母乳喂养，指导产妇科学哺乳，执行母乳喂养十条标准；

（七）定期进行产后访视，有条件的地区开展新生儿疾病筛查工作；

（八）为贫困地区或新生儿破伤风高发地区育龄妇女，特别是孕妇进行破伤风类毒素预防接种；

（九）提供避孕措施方面的咨询指导和技术服务；

（十）对产妇和家属开展健康教育和科学育儿知识教育。

第二十二条 《母婴保健法》第十五条规定的严重疾病是指：

（一）妊娠合并严重的心、肝、肺、肾疾病和糖尿病；

（二）严重精神性疾病；

（三）严重的妊娠高血压综合征；

（四）省级以上卫生行政部门规定的严重影响生育的其它疾病。

第二十三条 《母婴保健法》第十五条规定的致畸物质是指可能导致胎儿发生先天缺陷的有害物质，包括化学（如苯、有机汞、农药、某些药物等）、生物（如病毒、弓形体等）、物理（如放射线、同位素等），以及省级以上卫生行政部门规定的其它化学、生物、物理的致畸性有害物质。

第二十四条 女职工保健按照卫生部、劳动部、人事部、全国总工会、全国妇联五个部门联合颁发的《女职工保健工作规定》执行。

第二十五条 发现孕妇有下列情形之一的，应当进行产前诊断：

（一）羊水过多或过少；

（二）胎儿发育异常或胎儿可能有畸形；

（三）孕早期接触过可能导致胎儿先天缺陷的物质；

（四）曾经分娩过先天性严重缺陷的婴儿；

（五）年龄超过 35 周岁；

（六）省级以上卫生行政部门规定的其它情形。

第二十六条 《母婴保健法》第十六条、第十八条第一项规定的严重遗传性疾病的种类由卫生部另行公布。

第二十七条 《母婴保健法》第十八条第二项规定的严重缺陷是指：

（一）无脑畸形、脑积水、脊柱裂、脑脊膜膨出等；

（二）内脏膨出或内脏外翻；

（三）四肢短小畸形；

（四）其它严重的胎儿畸形。

第二十八条 依照《母婴保健法》规定施行终止妊娠或者结扎手术的费用，按劳保医疗、公费医疗的规定予以报销；受术者不享受劳保医疗、公费医疗的，应当由地方政府设立的专项经费解决。

第二十九条 生育过严重遗传性疾病或严重缺陷患儿的，再次妊娠前，夫妻双方应当到县级以上妇幼保健院或省级卫生行政部门指定的医疗机构进行医学检查。对确诊患有医学上认为不宜生育的严重遗传性疾病的，医师应当向当事人说明情况，并提出医学意见。

第三十条 提倡住院分娩。高危孕妇必须在有条件的医疗保健机构住院分娩。

没有条件住院分娩的正常产，应当由取得《家庭接生员技术合格证书》的人员接生。

第三十一条 医疗保健机构根据接生人员签署的出生医学记录出具《出生医学证明》。

《出生医学证明》应当加盖接生单位的“出生医学证明专用章”。

《出生医学证明》是新生儿申报户口的依据。

家庭接生的，由所在乡（镇）卫生院出具《出生医学证明》。

第三十二条 医疗保健机构应当加强对母婴保健人员的岗位业务培训和职业道德教育，定期检查、考核其业务水平和职业道德。

医师和助产人员（包括家庭接生人员）应当严格遵守有关操作常规，认真填写各项记录，提高助产技术和服务质量。

助产人员管理办法由卫生部另行制定。

第三十三条 严禁采用技术手段对胎儿进行性别鉴定。但怀疑胎儿为伴性遗传病、严重X连锁智力低下的，经医疗保健机构领导批准可以做性别鉴定。

第三十四条 国家建立孕产妇死亡、婴儿死亡和新生儿出生缺陷报告制度。其管理办法由卫生部制定。

第五章 婴儿保健

第三十五条 母乳喂养是婴儿的权利，全社会都要保护和支持母乳喂养，在全国范围内严格执行《母乳代用品销售管理办法》。医疗保健机构应当为母乳喂养提供必要条件。

第三十六条 医疗保健机构应当对新生儿进行登记，建立儿童保健手册，并对新生儿进行访视，对婴幼儿进行定期健康检查和预防接种。

第三十七条 医疗保健人员进行新生儿访视和婴儿健康检查时，应当提供有关母乳喂养、合理膳食、健康心理行为等科学育儿知识。

第三十八条 医疗保健机构应当开展新生儿先天性甲状腺功能低下和苯丙酮尿症等疾病的筛查，并提出治疗意见。

第三十九条 医疗保健机构应当开展婴幼儿常见病、多发病的防治工作，并提供眼、耳、口腔保健及促进婴儿神经、精神发育的有关服务。对高危、体弱者应当重点监护。

第四十条 医疗保健机构应当按照国家教委和卫生部颁发的《托儿所、幼儿园卫生保健管理办法》对托幼园、所卫生保健工作实行统一管理和监督。

第六章 技术鉴定

第四十一条 县级以上地方人民政府设立的母婴保健医学技术鉴定组织，称为母婴保健医学技术鉴定委员会。

母婴保健医学技术鉴定委员会成员由卫生行政部门提出人选，报同级人民政府聘任。

第四十二条 母婴保健医学技术鉴定委员会成员应当由医德高尚、具有丰富医疗保健实践经验和相关学科理论知识，具备主治医师以上的专业技术职务的专业人员组成。

第四十三条 母婴保健医学技术鉴定委员会负责本行政区域内有异议的婚前医学检查、遗传病诊断、产前诊断的结果和有异议的下一级医学技术鉴定结论的医学技术鉴定工作。

第四十四条 母婴保健医学技术鉴定分为省、市、县三级鉴定。省级母婴保健医学技术鉴定委员会的鉴定为最终鉴定结论。

第四十五条 对婚前医学检查、遗传病诊断、产前诊断的结果有异议的，可以在接到结果之日起15日内向所在地母婴保健医学技术鉴定委员会申请医学技术鉴定。

第四十六条 要求进行医学技术鉴定的，应当向母婴保健医学技术鉴定委员会提出书面申请，填写《母婴保健技术鉴定申请表》，并提交有关材料。

母婴保健医学技术鉴定委员会应当在接到鉴定申请之日起30日内作出医学技术鉴定结论，如有特殊情况，一般不得超过90 日，并及时通知当事人。

当事人对鉴定结论有异议可在接到鉴定结论通知书之日起15 日内向上一级母婴保健医学技术鉴定委员会申请重新鉴定。

第四十七条 母婴保健医学技术鉴定委员会进行医学技术鉴定时必须有五名以上相关专业鉴定委员会成员参加。与申请鉴定的当事人有利害关系的人员应当回避。

参加鉴定的鉴定委员会成员应当在鉴定结论上签名，对不同意见应当如实记录。有关的材料和鉴定结论原件必须立卷存档。

第四十八条 申请医学技术鉴定的鉴定费用由申请人预付，根据鉴定结论，由责任人支付。

第七章 管理与监督

第四十九条 各级卫生行政部门要设立母婴保健执法监督的机构或配备政治素质好、能承担执法监督任务的人员，负责母婴保健执法监督工作。

第五十条 各级卫生行政部门负责妇幼保健机构的规划设置、执业登记、注册、校验和有关监督工作。

政府要扶持贫困地区妇幼保健机构，使其达到妇幼保健院基本标准，能肩负起依法提供母婴保健服务的任务。

第五十一条 妇幼保健机构的设置、服务范围按照卫生部有关妇幼保健机构分级分等标准和妇幼卫生服务规范执行。

第五十二条 县级以上地方人民政府卫生行政部门对本行

政区域内的母婴保健工作实施监督管理，其主要职责是：

（一）按照卫生部规定的条件和技术标准，对申请从事婚前医学检查、遗传病诊断、产前诊断以及结扎手术和终止妊娠手术的医疗保健机构进行审批；

（二）按照卫生部规定的条件和技术标准对从事婚前医学检查、遗传病诊断、产前诊断、结扎手术和终止妊娠手术的人员以及从事家庭接生的人员进行考核，并颁发相应的证书；

（三）对《母婴保健法》与本办法的执行情况进行监督检查；

（四）依照《母婴保健法》和本办法决定行政处罚。

第五十三条 县级以上卫生行政部门设立母婴保健监督员。母婴保健监督员主要从卫生行政部门聘任，根据需要也可以从妇幼保健院中选聘有一定管理经验和技术水平的人员担任。

母婴保健监督员由同级卫生行政部门审核发证，报上一级卫生行政部门备案。

第五十四条 母婴保健监督员的主要职责是：

（一）监督检查《母婴保健法》与本办法的执行情况；

（二）对违反《母婴保健法》与本办法的单位和个人提出处罚意见；

（三）对母婴保健工作提出改进建议；

（四）完成卫生行政部门交给的其它监督管理任务。

第五十五条 母婴保健监督员的管理依照卫生部《母婴保健监督员管理办法》执行。

第五十六条 《婚前医学检查证明》的格式由卫生部规定，各省、自治区、直辖市印制。

《出生医学证明》、《母婴保健技术服务执业许可证》、《母婴保健技术考核合格证书》、《家庭接生员技术合格证书》、《母婴保健监督员证》由卫生部统一印制。

第八章 处 罚

第五十七条 未取得《母婴保健技术服务执业许可证》、《母婴保健技术考核合格证书》和《家庭接生员技术合格证书》，而从事婚前医学检查、遗传病诊断、产前诊断、结扎手术、终止妊娠手术和家庭接生以及出具《母婴保健法》规定的《婚前医学检查证明》、《新生儿出生医学证明》和《医学技术鉴定证明》的，由县级以上地方人民政府卫生行政部门予以制止，并给予以下处罚：

（一）责令停止；

（二）警告；

（三）处以500元以上5000元以下的罚款；情节严重或经制止仍不改正的，处以5000元以上20000元以下的罚款。

以上处罚可单独或合并使用。

第五十八条 从事母婴保健专项技术服务工作和医学技术鉴定的人员出具虚假医学证明文件或违反《母婴保健法》规定进行胎儿性别鉴定的，由所在的医疗保健机构或卫生行政部门根据情节给予行政处分；有下列情形之一的，由卫生行政部门取消其执业资格：

（一）出具虚假医学证明或违法进行胎儿性别鉴定经制止仍不改正的；

（二）出具虚假医学证明给当事人造成严重后果的；

（三）违法进行胎儿性别鉴定给当事人身心造成严重伤害的。

第九章 附 则

第五十九条 本办法的解释权在卫生部。

第六十条 本办法自发布之日起施行。

母婴保健医学技术鉴定管理办法

第一章 总 则

第一条 为了保障母亲和婴儿的健康权益，保护和监督医疗保健机构依法开展母婴保健工作，根据《中华人民共和国母婴保健法》制定本办法。

第二条 本办法所称母婴保健医学技术鉴定，是指接受母婴保健服务的公民或提供母婴保健服务的医疗保健机构，对婚前医学检查、遗传病诊断和产前诊断结果或医学技术鉴定结论持有异议所进行的医学技术鉴定。

第三条 母婴保健医学技术鉴定工作必须坚持实事求是、尊重科学、公正鉴定、保守秘密的原则。

第二章 鉴定组织

第四条 省、市、县级人民政府应当分别设立母婴保健医学技术鉴定组织，统称母婴保健医学技术鉴定委员会（以下简称医学技术鉴定委员会）。医学技术鉴定委员会办事机构设在同级妇幼保健院内，负责母婴保健医学技术鉴定委员会的日常工作。

第五条 医学技术鉴定委员会的组成人员，由卫生行政部门提名，同级人民政府聘任，其名单应当报上级卫生行政部门备案。

第六条 医学技术鉴定委员会应由妇产科、儿科、妇女保健、儿童保健、生殖保健、医学遗传、神经病学、精神病学、传染病学等医学专家组成。

第七条 医学技术鉴定委员会成员应符合下列任职条件：

（一）县级应具有主治医师以上的专业技术职务；市级应具有副主任以上的专业技术职务；省级应具有主任或教授技术职务。

（二）具有认真负责的工作精神和良好的医德医风。

第八条 医学技术鉴定委员会成员任期四年。可以连任。

第九条 因医学技术鉴定需要，医学技术鉴定委员会可以临时聘请有关专家参加鉴定工作，所聘人员有发表医学诊断意见的权力，但无表决权。

第十条 医学技术鉴定委员会负责本行政区域内有异议的婚前医学检查、遗传病诊断、产前诊断结果和有异议的下一级医学技术鉴定结论的医学技术鉴定工作。

第十一条 医学技术鉴定委员会有以下权利和义务：

（一）要求有关医疗保健机构提供有关资料（包括病案、各项检查、检验报告、所采用的技术方法等）的原始记录；

（二）要求当事人补充材料或者对有关事实情节进行复查；

（三）应当认真收集和审查有关资料，广泛听取各方意见，做好调查分析工作；

（四）应当以事实为依据，以科学为准则，自主发表医学技术鉴定意见，不受任何部门和个人的干预；

（五）应当慎重作出医学技术鉴定结论。

第三章 鉴定程序

第十二条 公民对许可的医疗保健机构出具的婚前医学检查、遗传病诊断、产前诊断结果持有异议的，可在接到诊断结果证明之日起15日内，向当地医学技术鉴定委员会办事机构提出书面申请，同时填写《母婴保健医学技术鉴定申请表》（见附表），提供与鉴定有关的材料。

第十三条 医学技术鉴定委员会应当在接到《母婴保健医学技术鉴定申请表》之日起30日内作出医学技术鉴定结论，如有特殊情况，最长不得超过90日。如鉴定有困难，可向上一级医学技术鉴定委员会提出鉴定申请，上级鉴定委员会在接到鉴定申请后30日内做出鉴定结论。省级为终级鉴定。如省级技术鉴定有困难，可转至有条件的医疗保健机构进行检查确诊，出具检测报告，由省级医学技术鉴定委员会作出鉴定结论。

第十四条 医学技术鉴定委员会进行医学技术鉴定时必须有五名以上相关专业医学技术鉴定委员会成员参加；参加鉴定人员中与当事人有利害关系的，应当回避。

第十五条 医学技术鉴定委员会成员在发表鉴定意见前，可以要求当事人及有关人员到会陈述理由和事实经过，当事人应当如实回答提出的询问。

当事人无正当理由不到会的，鉴定仍可照常进行。

医学技术鉴定委员会成员发表医学技术鉴定意见时，当事人应当回避。

第十六条 在医学技术鉴定过程中，医学技术鉴定委员会认为需要重新进行临床检查、检验的，应当在医学技术鉴定委员会指定的医疗保健机构进行。

第十七条 参加鉴定的医学技术鉴定委员会成员应当在鉴定书上签名，对鉴定结论有不同意见时，应当如实记录。

与鉴定有关的材料和鉴定结论原件必须立卷存档，严禁涂改、伪造。

第十八条 医学技术鉴定委员会办事机构在医学技术鉴定委员会作出鉴定结论后，应当出具《母婴保健医学技术鉴定证明》，并及时送达当事人各一份。

第十九条 《母婴保健医学技术鉴定证明》（见附表）必须

加盖“医学技术鉴定委员会鉴定专用章”后方可生效。

第二十条 当事人对鉴定结论有异议，可在接到《母婴保健医学技术鉴定证明》之日起15日内向上一级医学技术鉴定委员会申请重新鉴定。

省级医学技术鉴定委员会的医学技术鉴定结论，为最终鉴定结论。

第二十一条 鉴定按规定收取鉴定费。鉴定费由申请医学技术鉴定的当事人预付，根据鉴定结论，由责任人支付。

鉴定费的收费标准，由省级卫生行政部门会同当地物价部门制定。

第二十二条 医学技术鉴定委员会成员在进行医学技术鉴定工作中滥用职权，玩忽职守，徇私舞弊的，可依照规定取消医学技术鉴定委员会成员资格，并由其所在单位给予行政处分。

第四章 附 则

第二十三条 《母婴保健医学技术鉴定申请表》、《母婴保健医学技术鉴定证明》按卫生部规定的式样，由省级卫生行政部门统一印制。

第二十四条 本办法自发布之日起施行。

中华人民共和国人口与计划生育法

（2001年12月29日第九届全国人民代表大会常务委员会第二十五次会议通过）

目录

第一章 总 则

第一条 为了实现人口与经济、社会、资源、环境的协调发展，推行计划生育，维护公民的合法权益，促进家庭幸福、民族繁荣与社会进步，根据宪法，制定本法。

第二条 我国是人口众多的国家，实行计划生育是国家的基本国策。

国家采取综合措施，控制人口数量，提高人口素质。

国家依靠宣传教育、科学技术进步、综合服务、建立健全奖励和社会保障制度，开展人口与计划生育工作。

第三条 开展人口与计划生育工作，应当与增加妇女受教育和就业机会、增进妇女健康、提高妇女地位相结合。

第四条 各级人民政府及其工作人员在推行计划生育工作中应当严格依法行政，文明执法，不得侵犯公民的合法权益。

计划生育行政部门及其工作人员依法执行公务受法律保护。

第五条 国务院领导全国的人口与计划生育工作。

地方各级人民政府领导本行政区域内的人口与计划生育工作。

第六条 国务院计划生育行政部门负责全国计划生育工作和与计划生育有关的人口工作。

县级以上地方各级人民政府计划生育行政部门负责本行政区域内的计划生育工作和与计划生育有关的人口工作。

县级以上各级人民政府其他有关部门在各自的职责范围内，负责有关的人口与计划生育工作。

第七条 工会、共产主义青年团、妇女联合会及计划生育协会等社会团体、企业事业组织和公民应当协助人民政府开展人口与计划生育工作。

第八条 国家对在人口与计划生育工作中作出显著成绩的组织和个人，给予奖励。

第二章 人口发展规划的制定与实施

第九条 国务院编制人口发展规划，并将其纳入国民经济和社会发展计划。

县级以上地方各级人民政府根据全国人口发展规划以及上一级人民政府人口发展规划，结合当地实际情况编制本行政区域的人口发展规划，并将其纳入国民经济和社会发展计划。

第十条 县级以上各级人民政府根据人口发展规划，制定人口与计划生育实施方案并组织实施。

县级以上各级人民政府计划生育行政部门负责实施人口与计划生育实施方案的日常工作。

乡、民族乡、镇的人民政府和城市街道办事处负责本管辖区域内的人口与计划生育工作，贯彻落实人口与计划生育实施方案。

第十一条 人口与计划生育实施方案应当规定控制人口数量，加强母婴保健，提高人口素质的措施。

第十二条 村民委员会、居民委员会应当依法做好计划生育工作。

机关、部队、社会团体、企业事业组织应当做好本单位的计划生育工作。

第十三条 计划生育、教育、科技、文化、卫生、民政、新闻出版、广播电视等部门应当组织开展人口与计划生育宣传教育。

大众传媒负有开展人口与计划生育的社会公益性宣传的义务。

学校应当在学生中，以符合受教育者特征的适当方式，有计划地开展生理卫生教育、青春期教育或者性健康教育。

第十四条 流动人口的计划生育工作由其户籍所在地和现居住地的人民政府共同负责管理，以现居住地为主。

第十五条 国家根据国民经济和社会发展状况逐步提高人口与计划生育经费投入的总体水平。各级人民政府应当保障人口与计划生育工作必要的经费。

各级人民政府应当对贫困地区、少数民族地区开展人口与计划生育工作给予重点扶持。

国家鼓励社会团体、企业事业组织和个人为人口与计划生育工作提供捐助。

任何单位和个人不得截留、克扣、挪用人口与计划生育工作费用。

第十六条 国家鼓励开展人口与计划生育领域的科学研究和对外交流与合作。

第三章 生育调节

第十七条 公民有生育的权利，也有依法实行计划生育的义务，夫妻双方在实行计划生育中负有共同责任。

第十八条 国家稳定现行生育政策，鼓励公民晚婚晚育，提倡一对夫妻生育一个子女；符合法律、法规规定条件的，可以要求安排生育第二个子女。具体办法由省、自治区、直辖市人民代表大会或者常务委员会规定。少数民族也要实行计划生育，具体办法由省、自治区、直辖市人民代表大会或者其常务委员会规定。

第十九条 实行计划生育，以避孕为主。国家创造条件，保障公民知情选择安全、有效、适宜的避孕节育措施。实施避孕节育手术，应当保证受术者的安全。

第二十条 育龄夫妻应当自觉落实计划生育避孕节育措施，接受计划生育技术服务指导。

预防和减少非意愿妊娠。

第二十一条 实行计划生育的育龄夫妻免费享受国家规定

的基本项目的计划生育技术服务。

前款规定所需经费，按照国家有关规定列入财政预算或者由社会保险予以保障。

第二十二条 禁止歧视、虐待生育女婴的妇女和不育的妇女。

禁止歧视、虐待、遗弃女婴。

第四章 奖励与社会保障

第二十三条 国家对实行计划生育的夫妻，按照规定给予奖励。

第二十四条 国家建立、健全基本养老保险、基本医疗保险、生育保险和社会福利等社会保障制度，促进计划生育。

国家鼓励保险公司举办有利于计划生育的保险项目。

有条件的地方可以根据政府引导、农民自愿的原则，在农村实行多种形式的养老保障办法。

第二十五条 公民晚婚晚育，可以获得延长婚假、生育假的奖励或者其他福利待遇。

第二十六条 妇女怀孕、生育和哺乳期间，按照国家有关规定享受特殊劳动保护并可以获得帮助和补偿。

公民实行计划生育手术，享受国家规定的休假；地方人民政府可以给予奖励。

第二十七条 自愿终身只生育一个子女的夫妻，国家发给《独生子女父母光荣证》。

获得《独生子女父母光荣证》的夫妻，按照国家和省、自治区、直辖市有关规定享受独生子女父母奖励。

法律、法规或者规章规定给予终身只生育一个子女的夫妻奖励的措施中由其所在单位落实的，有关单位应当执行。

独生子女发生意外伤残、死亡，其父母不再生育和收养子女的，地方人民政府应当给予必要的帮助。

第二十八条　地方各级人民政府对农村实行计划生育的家庭发展经济，给予资金、技术、培训等方面的支持、优惠；对实行计划生育的贫困家庭，在扶贫贷款、以工代赈、扶贫项目和社会救济等方面给予优先照顾。

第二十九条　本章规定的奖励措施，省、自治区、直辖市和较大的市的人民代表大会及其常务委员会或者人民政府可以依据本法和有关法律、行政法规的规定，结合当地实际情况，制定具体实施办法。

第五章　计划生育技术服务

第三十条　国家建立婚前保健、孕产期保健制度，防止或者减少出生缺陷，提高出生婴儿健康水平。

第三十一条　各级人民政府应当采取措施，保障公民享有计划生育技术服务，提高公民的生殖健康水平。

第三十二条　地方各级人民政府应当合理配置、综合利用卫生资源，建立、健全由计划生育技术服务机构和从事计划生育技术服务的医疗、保健机构组成的计划生育技术服务网络，改善技术服务设施和条件，提高技术服务水平。

第三十三条　计划生育技术服务机构和从事计划生育技术服务的医疗、保健机构应当在各自的职责范围内，针对育龄人群开展人口与计划生育基础知识宣传教育，对已婚育龄妇女开展孕情检查、随访服务工作，承担计划生育、生殖保健的咨询、指导和技术服务。

第三十四条　计划生育技术服务人员应当指导实行计划生育的公民选择安全、有效、适宜的避孕措施。

对已生育子女的夫妻，提倡选择长效避孕措施。

国家鼓励计划生育新技术、新药具的研究、应用和推广。

第三十五条　严禁利用超声技术和其他技术手段进行非医学需要的胎儿性别鉴定；严禁非医学需要的选择性别的人工终止妊娠。

第六章　法律责任

第三十六条　违反本法规定，有下列行为之一的，由计划生育行政部门或者卫生行政部门依据职权责令改正，给予警告，没收违法所得；违法所得一万元以上的，处违法所得二倍以上六倍以下的罚款；没有违法所得或者违法所得不足一万元的，处一万元以上三万元以下的罚款；情节严重的，由原发证机关吊销执业证书；构成犯罪的，依法追究刑事责任：

（一）非法为他人施行计划生育手术的；

（二）利用超声技术和其他技术手段为他人进行非医学需要的胎儿性别鉴定或者选择性别的人工终止妊娠的；

（三）实施假节育手术、进行假医学鉴定、出具假计划生育证明的。

第三十七条　伪造、变造、买卖计划生育证明，由计划生育行政部门没收违法所得，违法所得五千元以上的，处违法所得二倍以上十倍以下的罚款；没有违法所得或者违法所得不足五千元的，处五千元以上二万元以下的罚款；构成犯罪的，依法追究刑事责任。

以不正当手段取得计划生育证明的，由计划生育行政部门取消其计划生育证明；出具证明的单位有过错的，对直接负责的主管人员和其他直接责任人员依法给予行政处分。

第三十八条　计划生育技术服务人员违章操作或者延误抢救、诊治，造成严重后果的，依照有关法律、行政法规的规定承担相应的法律责任。

第三十九条　国家机关工作人员在计划生育工作中，有下列行为之一，构成犯罪的，依法追究刑事责任；尚不构成犯罪的，依法给予行政处分；有违法所得的，没收违法所得：

（一）侵犯公民人身权、财产权和其他合法权益的；

（二）滥用职权、玩忽职守、徇私舞弊的；

（三）索取、收受贿赂的；

（四）截留、克扣、挪用、贪污计划生育经费或者社会抚养费的；

（五）虚报、瞒报、伪造、篡改或者拒报人口与计划生育统计数据的。

第四十条　违反本法规定，不履行协助计划生育管理义务的，由有关地方人民政府责令改正，并给予通报批评；对直接负责的主管人员和其他直接责任人员依法给予行政处分。

第四十一条　不符合本法第十八条规定生育子女的公民，应当依法缴纳社会抚养费。

未在规定的期限内足额缴纳应当缴纳的社会抚养费的，自欠缴之日起，按照国家有关规定加收滞纳金；仍不缴纳的，由作出征收决定的计划生育行政部门依法向人民法院申请强制执行。

第四十二条　按照本法第四十一条规定缴纳社会抚养费的人员，是国家工作人员的，还应当依法给予行政处分；其他人员还应当由其所在单位或者组织给予纪律处分。

第四十三条　拒绝、阻碍计划生育行政部门及其工作人员依法执行公务的，由计划生育行政部门给予批评教育并予以制止；构成违反治安管理行为的，依法给予治安管理处罚；构成犯罪的，依法追究刑事责任。

第四十四条　公民、法人或者其他组织认为行政机关在实施计划生育管理过程中侵犯其合法权益，可以依法申请行政复议或者提起行政诉讼。

第七章 附 则

第四十五条 流动人口计划生育工作的具体管理办法、计划生育技术服务的具体管理办法和社会抚养费的征收管理办法，由国务院制定。

第四十六条 中国人民解放军执行本法的具体办法，由中央军事委员会依据本法制定。

第四十七条 本法自 2002 年 9 月 1 日起施行。

参考文献

1．夏镇夷、翟书涛、徐韬园主编. 临床精神医学. 长沙：湖南科学技术出版社，1984. 510-531

2．江三多主编.遗传与精神病.北京：科学出版社，1991，101-115

3．北京医科大学主编.精神医学与相关问题.长沙：湖南科学技术出版社，1986，226-230

4．赵贵芳主编. 精神病比较优生学.北京：人民卫生出版社，1995，87-122

5．沈渔邨主编. 精神病学. 第4版. 北京：人民卫生出版社，2001，704-741

6．中华医学会精神科分会编.CCMD-3中国精神障碍分类与诊断标准.济南：山东科学技术出版社，2001，75-76；83-88

7．赫伟主编.精神病学. 第 4 版.北京：人民卫生出版社，2001，14-28

8．赵贵芳.妊娠合并精神病. 见: 张惜阴主编《实用妇产科学》，第 2 版. 北京：人民卫生出版社，2003，376-382

9．国家食品药品监督管理局药品审评中心，四川美康医药软件开发有限公司编著.药物临床信息参考.成都：四川科学技术出版社，2004，898-986

10．江三多，吕宝忠. 医学遗传数理统计方法. 北京：科学出版社，1998，152-158

11．赵贵芳，马登岱，王庚鑫，等. 精神分裂症发病危险因素的通经分析.数理医药杂志，1993，6（增)：82-84

12．陈寿康，李长富，张明岛，等. 一百对精神分裂症双生子的遗传学研究. 中国神经精神疾病杂志，1990, 16(4)：196-198

13. 赵靖平，梁巍，郑延平，等. 200例情感性精神病单双相两型的临床特征比较分析. 中国神经精神疾病杂志，1991, 17(2)：69-71
14. 张仁惠，赵贵芳. 情感性疾病与胎次及父母育（孕）龄关系的研究. 中国神经精神疾病杂志，1993, 19(3)：163
15. 石玉中，赵学顶，娄百玉，等. 未婚女精神分裂症患者父母的心理状态. 上海精神医学，1994, 新 6(1)：88-90
16. 王文甫，杨利辉，熊佩华，等. 分裂症患者婚姻满意度与破裂的比较分析. 中国神经精神疾病杂志，1993, 19(1)：47-48
17. 杨士才，黄跃东，陆永明，等. 婚姻状况与精神分裂症预后. 中国神经精神疾病杂志，1992, 18(5)：267-270
18. 赵贵芳，贺敬义. 影响精神分裂症疗效的相关因素分析. 中国康复，1995, 10(1)：9-11
19. 黄少康，周安秀. 精神分裂症早期家族环境因素初步探讨. 中国神经精神疾病杂志，1990, 16(4)：199-200
20. 陈建平. 精神分裂症患者妻子的心理状态. 上海精神医学，1990，新 2(2)：83-84
21. 宋立升，王善澄，周天，等. 精神分裂症患者的家庭负担. 上海精神医学，1990，新 3(4)：216-217
22. 赵贵芳，马登岱，王庚鑫，等. 抗精神病药物对胎儿影响的初步研究. 上海精神医学，1993，新 5(4)：226-228
23. 赵贵芳，冯甜，石玉兰，等. 患精神病妇女妊娠期、产后病情及治疗的研究. 中国神经精神疾病杂志，1994, 20(5)：266-267
24. 谢孟熙，郑新才，吴兴国.精神分裂症患者的婚姻及计划生育的调查报告.中国神经精神疾病杂志，1990, 16(6)：370-372
25. 石玉兰，赵贵芳.精神分裂症患者妊娠产后保健研究，中国

优生与遗传杂志，1994, 2(4)：51-52-48
26．Kashni JH, Beck NC, Burk JR. Predictors of psychopathology in children of patients with major affective disorders.Can [J] Psychiatry, 1987, 32：287-290
27．Wehster Strattow C. Maternal depression and its relationship to life street, perception of behavior problems, parenting behaviors, and child conduct problems of abnormal child psychiatry. [J] Abnormal Child Psychiatry, 1988, 3：299-315
28．刘兰芬，赵贵芳，张志华，等.产妇产前的心理状态及相关因素分析.中华妇产科杂志，1998, 33：409-412
29．高春霓，赵贵芳.产妇分娩前安定使用的安全性分析.临床精神医学杂志，1998, 8(2)：96-97
30．Rÿtter M. lsle of wight revisited:twenty-five years of child psychiatric epidemiology [J]. J Am Acad Child Adolese Psychiatry, 1989, 28：633-653
31．L Hans, Joph Marcus, Keith H Nuechterlein. Neurobehavioral deficits at adolescence in children at risk for schizophrenia-the Jerusalem infant development study. Arch Gen Psy, 1999, 56：1012-1018
32．杨建波，黄顺英，孔秋英，等.精神病妇女妊娠及分娩的探讨.中国神经精神疾病杂志. 1999，25：240-241
33．赵贵芳，石玉兰，秦启亮，等. 精神分裂症、情感性精神障碍、癔症孕产期保健策略的验证. 现代康复，2000, 4(9)：1386-1387
34．吕锋，高华，梁家国，等.精神分裂症患者家庭关系和父母教养方式的对照研究. 中华精神科杂志，2001, 34：231-233
35．Kunugi, S Nanko, R Murray. Obesteric complication and schizophrenia: prenatal underdevelopment and subsequent

neurodevelopmental impairment. British journal of psychiatry, 2001, 178(supp140)：s25-s29
36．仲崇丽，崔永华. 近 40 年住院精神分裂症患者婚姻状况的调查.中国心理卫生杂志，2001, 15：195
37．陆峥，赵明学，蔡军，等. 精神分裂症患者的婚姻状况与社会功能评估.中国心理卫生杂志，2002, 16：539-541
38．童建明. 妊娠和产褥期精神障碍的临床特征及治疗.国外医学精神病学分册，2002, 29：129-131
39．唐秋萍，邓云龙. 孕产期及哺乳期精神障碍患者的精神药物应用.中华精神科学杂志，2003, 36：54-56
40．张红梅，吴爱勤，沈宗姬. 妊娠计划性对孕妇分娩前后心理状态影响的比较研究.中华精神科杂志，2004, 37：110
41．Erland WS, Thomas FM. Prospective study of neurological abnormalities in offspring of women with Psychosis:birth to adulthood [J] Am J Psychiatry, 2004, 161：1030-1037
42．管国涛，周海英，唐济生，等. 精神分裂症患者子女行为问题及相关因素对照研究.中国儿童保健杂志，2005, 13：106-107
43．赵贵芳，王延祜，管国涛，等. 精神分裂症患者的12~16岁子女行为问题的初步调查. 中华精神科杂志，2005, 38：160
44．王唯平，王仁峰，苏磊，等.精神分裂症患者婚姻质量的研究.国际精神病学杂志，2005, 32：147-150
45．赵贵芳，郭传琴，王庚鑫,等.精神分裂症遗传流行病学研究——203 例病例对照研究.中国科技成果大辞典编委会. 中国科技成果大辞典.成都：西南交通大学出版社，1992
46．赵贵芳，王庚鑫，马登岱，等. 情感性精神病遗传流行病学回顾性前瞻研究. 粟宗华精神卫生二等奖（1994）. 山东省科学技术进步三等奖（项目编号 95-3-100）

47. 赵贵芳，石玉兰，张永莉，等. 精神药物对精神障碍患者体重影响的研究. 中国技术成果大全.科学技术文献出版社，1994，总 122 期 48 页
48. 赵贵芳，石玉兰，秦启亮，等. 常见精神病孕产期保健研究. 山东科技成果数据库. 山东省科学技术进步二等奖（项目编号：98-2-47）
49. 赵贵芳，刘兰芬，王爱青，等. 安乐片治疗抗精神病药物所致闭经的开放性研究. 中华精神科杂志：2006，39：168